全国托育行业职业教育"十四五"创新教材

顾 问 丁 樱
主 审 秦元梅
总主编 杨英豪

婴幼儿营养与喂养

（供婴幼儿托育服务与管理专业高职生用）

主编 都 晓 吕 素 高 建

全国百佳图书出版单位
中国中医药出版社
·北 京·

图书在版编目（CIP）数据

婴幼儿营养与喂养 / 杨英豪总主编；都晓，吕素，
高建主编 . -- 北京：中国中医药出版社，2024.9.（2025.7 重印）
（全国托育行业职业教育"十四五"创新教材）.
ISBN 978 - 7 - 5132 - 8884 - 2

Ⅰ . R153.2；R174

中国国家版本馆 CIP 数据核字第 20241JQ511 号

中国中医药出版社出版

北京经济技术开发区科创十三街 31 号院二区 8 号楼
邮政编码　100176
传真　010-64405721
北京盛通印刷股份有限公司印刷
各地新华书店经销

开本 787×1092　1/16　印张 12.5　字数 281 千字
2024 年 9 月第 1 版　2025 年 7 月第 2 次印刷
书号　ISBN 978 - 7 - 5132 - 8884 - 2

定价　79.00 元
网址　www.cptcm.com

服 务 热 线　010-64405510
购 书 热 线　010-89535836
维 权 打 假　010-64405753

微信服务号　zgzyycbs
微商城网址　https://kdt.im/LIdUGr
官 方 微 博　http://e.weibo.com/cptcm
天猫旗舰店网址　https://zgzyycbs.tmall.com

如有印装质量问题请与本社出版部联系（010-64405510）

全国托育行业职业教育"十四五"创新教材

《婴幼儿营养与喂养》编委会

主　编　都　晓　吕　素　高　建
副主编　郑丽萍　高浩然　费景兰　杨　朴
编　委　（按姓氏笔画排序）
　　　　吕　素　李　飒　杨　朴　杨英豪
　　　　吴方萍　郑丽萍　孟　醒　侯媛媛
　　　　费景兰　都　晓　高　建　高浩然

序

　　随着社会的发展和人们生活水平的提高，托育服务已经成为一个重要的民生问题。提高托育服务的质量和水平直接关系到民生福祉，是关乎千家万户的大事，是国家人口战略的重要一环。为此，中共中央、国务院出台了一系列政策法规，如2021年6月，中共中央、国务院印发了《关于优化生育政策促进人口长期均衡发展的决定》，明确将发展普惠托育服务体系作为积极生育支持措施。

　　那么，我们应该如何落实好这一重大民生工程呢？在传统的托育服务中，人们往往只关注婴幼儿的日常生活照顾和基础知识传授，而忽略了儿童身心健康和医疗保健的需求。当今社会，千万个家庭希望托育服务能够提供更加全面、专业的医疗服务，实现医育融合。

　　医育融合，是国家主导的托育方向，也是新时代人民群众的迫切要求。紧跟国家政策，顺应时代呼唤，紧扣医育融合主题，为医疗级托育服务和管理提供智力保障，则是我们卫生健康工作者应该面对的问题。为此，杨英豪教授和他的团队组织编写了以医育融合为特色的全国托育行业职业教育"十四五"创新教材，则是在以实际行动回答和落实这一问题。

　　作为一名长期从事儿童疾病诊治、健康促进的医疗、教育、科研工作者，我为有这样的教材感到欣慰。这套教材不仅内容丰富、科学实用，而且紧贴实际需求，对于培养优秀医育融合的人才，提高托育服务的质量和水平具有重要的意义。

　　医育融合是未来托育服务的必然趋势，也是我们肩负的历史使命。我相信，在广大教育工作者和社会各界的共同努力下，一定能够培养出更多具备医学素养、掌握医疗技能、富有爱心和责任心的优秀托育人，为千家万户的儿童提供更好的托育服务。同时，我也希望社会各界在推广使用本套教材的过程中，能够积极探索、勇于创新，将理论知识与实践经验相结合，共同推动我国托育事业的发展和进步。

　　在这个充满机遇与挑战的时代，让我们携手共进、共同努力，为实现医育融合的托育服务与管理做出应有的贡献！

丁樱

2023 年 8 月于郑州

前　言

党的二十大报告指出："我们深入贯彻以人民为中心的发展思想，在幼有所育、学有所教、劳有所得、病有所医、老有所养、住有所居、弱有所扶上持续用力……建成世界上规模最大的教育体系、社会保障体系、医疗卫生体系……人民群众获得感、幸福感、安全感更加充实、更有保障、更可持续，共同富裕取得新成效。"

幼有所育，离不开优秀的人才。学历教育作为系统化培养人才的摇篮，需要一套专业的培养方案，而高质量的教材是支撑这个培养方案的核心。编写教材首先要立足于行业分类，基于行业大类为人才搭建行业理论结构，再依据行业分工进行能力内容建设。按照教育部专业分类，托育服务与管理属于医药卫生大类。依据这个原则，在人才理论结构上就要按医药卫生原理进行选择，并严格与早期教育等传统误区进行区分，从而进行内容建设。同时本专业在医药卫生大类下归属于健康促进小类，这决定了托育在医药卫生行业的分工，是服务于婴幼儿的健康促进。在这里，又产生了一个内容的定义，就是如何定义婴幼儿健康的内容。

教材编写团队就中华人民共和国成立以来国家卫生健康委员会发布的涉及婴幼儿健康领域的行业标准进行整理。引起我们关注的是 2018 年 4 月开始实施的《0 岁～6 岁儿童发育行为评估量表》，国家已经把婴幼儿智力发育作为健康指标之一，这就要求我们要把生理健康和智力健康的服务能力建设作为教材能力培养的内容之一。完成大量的概念化工作之后，我们基本确定了"以医药卫生大类为底层逻辑""以健康促进能力为培养要求""以身体发育和智力发育为服务内容""以服务能力和管理能力并重为培养目标"的教材编写纲领。

同时，在教材编写与课程设计中，我们坚持立德树人、全面发展，遵循职业教育规律和学生身心发展规律，把培育和践行社会主义核心价值观融入教育教学全过程，关注学生职业生涯，以专业课程衔接为核心，以人才培养模式创新为关键，坚持工学结合、知行合一，强化教育教学的实践性和职业性。在教材编写中，我们引入项目教学、案例教学、情景教学、工作过程导向教学等思维，进行内容结构设计。

最后，我们也关注通识性知识的纳入，特别强调与家庭沟通的技巧和方法、家园共育等方面的内容，这些内容可以帮助学习者更好地了解家庭需求，建立良好的合作关系。我们相信，这些通识性的知识将帮助托育服务提供者更好地应对多样化的需求和挑战。

在此，我们由衷地感谢所有参与编写此系列教材的专家和学者们！感谢国医大师、儿科专家丁樱教授担任本教材顾问！感谢王艳华教授、郝义彬教授、秦元梅教授担任本系列教材主审！正是他们的辛勤工作和无私奉献，使得本系列教材得以付印。同时，我们也要感谢国家卫生健康委员会、教育部等相关部门对托育服务与管理的重视和支持。正是有了这样的支持，我们才有动力为托育行业的发展做出更大努力。

最后，我们衷心希望这套教材能够为托育服务与管理领域的学习者提供有益的帮助。希望每位学习者在这套教材的引领下，能够不断提升自己的专业素养和能力水平，为托育行业的持续发展和进步做出积极的努力，为婴幼儿的健康和发展贡献自己的力量！

全国托育行业职业教育"十四五"创新教材编委会

2023 年 8 月

编写说明

　　婴幼儿时期是人体生长发育的关键阶段，足够的营养摄入对婴幼儿的身体健康、智力开发和情感建立具有至关重要的作用。为了加强对托育机构在婴幼儿营养与喂养方面的指导，国家卫生健康委员会颁布了《托育机构婴幼儿喂养与营养指南（试行）》，并推出了一系列相关文件，包括《婴幼儿辅食添加营养指南》《婴幼儿喂养健康教育核心信息》等指导意见和方案。此外，根据《儿童权利公约》，每个婴幼儿都有权获得良好的营养。因此，对于托育从业者来说，掌握有关婴幼儿营养需求和喂养方法的专业知识与技能是非常重要的，有助于托育从业者更好地照顾婴幼儿，促进其健康成长。

　　《婴幼儿营养与喂养》第一章概述部分介绍了婴幼儿能量、基础营养素和科学喂养原则，为后续章节的学习奠定了基础。第二章至第五章分别针对0～6月龄、7～12月龄、13～24月龄和25～36月龄的婴幼儿，详细阐述了各阶段的营养需求、食物选择、喂养方法和营养健康教育。第六章详细介绍了婴幼儿膳食调查方法及结果评价，帮助托育从业者掌握实际操作技能。第七章则关注食品安全管理，包括食品加工卫生与安全以及特殊体质儿童的膳食管理。第八章介绍了中医四时饮食之智慧，以期为婴幼儿饮食养生提供指导。此外，本教材还包含三个实训，分别为辅食制作、婴幼儿营养状况问卷调查和婴幼儿家庭膳食指导，以帮助托育从业者将理论知识应用于实际工作之中。

　　在编写过程中，我们注重理论与实践相结合，力求使教材内容既具有专业性，又富有实用性。同时，我们关注国内外婴幼儿营养与喂养领域的最新研究成果，以期为托育从业者提供最前沿的知识与技术。

　　本教材编者由医药院校、医疗机构、托育机构及相关领域一线从业人员组成。但由于我们水平有限，书中难免有不足之处，恳切希望同仁和读者在教材使用过程中提出宝贵意见，以便再版时修正。

《婴幼儿营养与喂养》编委会

2024 年 6 月

目　录

第一章 概述

【学习目标】

知识目标：

1. 掌握婴幼儿营养素生理功能及需求量。

2. 熟悉婴幼儿能量的来源、消耗及需求量。

3. 了解婴幼儿科学喂养的原则。

能力目标：

1. 能正确理解营养素及能量的基本概念及区别。

2. 能熟悉并掌握婴幼儿科学喂养的原则。

素质目标：

具有科学严谨、认真负责的工作态度和乐于奉献、热爱儿童的职业操守。

案例导入

小明的妈妈是一位非常负责任的母亲，她非常关心小明的营养问题。为了确保小明的营养均衡，小明的妈妈仔细研究了各种营养素的作用和需求量。在咨询了儿科医生后，小明的妈妈了解到，婴幼儿时期需要摄入足够的蛋白质、脂肪、碳水化合物、维生素和矿物质。其中，蛋白质是构成细胞和组织的基本物质，对于婴幼儿的生长发育非常重要。脂肪则是提供能量的重要来源，同时也有助于维生素的吸收。碳水化合物是提供能量的主要来源，对于婴幼儿的能量需求非常重要。维生素和矿物质则是维持正常生理功能所必需的物质。在选择食物时，小明的妈妈注重选择营养丰富的食物，如牛奶、鸡蛋、水果、蔬菜等。同时，她也注意控制小明食物的摄入量，避免小明过量摄入某些营养素。

思考：小明的妈妈关注了孩子对哪些营养素的需求？

第一节 能量

成年人体的化学组成成分主要有：氧（O），约占 65%；碳（C），约占 18%；氢（H），约占 9.5%；氮（N），约占 3.2%；钙（Ca），约占 1.5%；磷（P），约占 1.2%；钾（K），约占 0.4%；硫（S），约占 0.2%；钠（Na），约占 0.2%；氯（Cl），约占 0.2%；镁

（Mg），约占 0.1%；其他元素，约占 0.5%。大多数元素以无机化合物和有机化合物的形式存在于人体内，构成了人体的组织细胞，供给人体生命活动所需的能量，调节人体的生理功能。其中水（约占 60%）和矿物质（约占 6%）是无机化合物，碳水化合物（约占 1%）、脂肪（约占 15%）、蛋白质（约占 18%）和核酸是有机化合物。对于 0 ～ 3 岁的婴幼儿来说，生长发育的必需营养素必须从食物中获得，包括宏量营养素（碳水化合物、脂类、蛋白质）、微量营养素（矿物质、维生素）、水和膳食纤维等。

食物中的宏量营养素又称产能营养素。人体在新陈代谢过程中，一方面利用食物中的养分合成自身的组成物质，同时储存能量；另一方面机体组织细胞又不断分解自身物质，同时释放能量供机体生命活动的需要。

一、能量单位和能量系数

（一）能量单位

能量的国际单位是焦耳（J）、千焦（kJ）或兆焦（MJ）。营养学传统习惯以卡（cal）或千卡（kcal）作为单位进行计算。两种能量单位的换算关系如下：

1 兆焦（MJ）=10^3 千焦（kJ）=10^6 焦耳（J）

1 千卡（kcal）≈ 4.186 千焦（kJ）

1 千焦（kJ）=0.239 千卡（kcal）

1 兆焦（MJ）=239 千卡（kcal）

（二）能量系数

每克产能营养素在体内氧化实际产生的能量值，称为能量系数。每克碳水化合物、脂肪、蛋白质在体外实验室条件下完全氧化所产生的能量值分别是：碳水化合物 17.15kJ/g，脂肪 39.54kJ/g，蛋白质 23.64kJ/g（包括含氮物产生的能量 5.44kJ/g）。

三种产能营养素均含有碳（C）、氢（H）、氧（O）三种元素，在体内氧化可以生成二氧化碳（CO_2）和水（H_2O），但是蛋白质还含有氮（N），氮在体内不能彻底氧化，形成含氮的废物如尿素、尿酸等，最终通过尿液排出体外。

混合食物中的碳水化合物、脂肪、蛋白质的消化率分别是 98%、95%、92%，因此，三大产能营养素的能量系数分别是：

碳水化合物：17.15kJ/g×98%=16.8kJ/g

脂肪：39.54kJ/g×95%=37.6kJ/g

蛋白质：（23.64−5.44）kJ/g×92%=16.7kJ/g

二、能量消耗与需要

0 ～ 3 岁婴幼儿能量的消耗主要用于以下几方面。

1. 基础代谢

基础代谢是维持人体最基本生命活动所必需的能量消耗，主要用于维持体温、血液循环、呼吸、脉搏、肌肉张力、胃肠蠕动等基本生理功能。环境温度、气候和人体的体表面积是影响人体基础代谢的重要因素，而当人体处于某些特殊的紧急状态时，如发热、创伤、心理应激等情况下，均可以使基础代谢率升高，从而满足机体应对应激状态的能力。婴幼儿时期，基础代谢的能量需要占总能量的50%～60%，之后此比例随着年龄的增长而逐渐降低。

通常基础代谢的水平用基础代谢率来表示。基础代谢率是指人体处于基础状态下，每小时每千克体重（或每平方米体表面积）的能量消耗，常用单位为kJ/（kg·h）或kJ/（m²·h）。1岁以内的婴儿每日每千克体重平均约需能量110kcal，1岁以后每三岁减少10kcal，15岁时达成人需求量。

2. 食物热效应

食物热效应又叫食物特殊动力作用，是指食物摄入后，营养物质的消化、吸收、运输和存储等引起的额外的能量消耗。食物热效应的高低与食物营养成分、进食量和进食频率有关。进食蛋白质产生的食物热效应最大，相当于其本身所供热量的20%～30%，进食碳水化合物产生的食物热效应为5%～10%，进食脂肪产生的食物热效应为4%～5%。摄食越多，能量额外消耗也就越多，进食快者比进食慢者食物热效应高。婴儿期食物热效应占每日总能量的7%～8%。

3. 活动消耗

婴幼儿在出生后的几个月仅有两种身体活动，一种是在人类种系进化过程中遗传下来的一系列非条件反射动作，如吮吸、觅食、抓握等；另一种是一般性的身体反应活动，如蹬脚、挥臂、扭动躯干等。婴幼儿最早的动作是头部的动作，其次是躯干的动作，最后是脚的动作。随着月龄的增长，婴幼儿抓、捏、握等精细动作以及抬头、翻身、坐、爬、站立、走、跑、钻、踢、跳等粗大动作逐步发展，家长和托育机构照护人员要为婴幼儿创设有利于身体活动的环境，带领婴幼儿做被动操、主动操，开展适宜的舞蹈与韵律活动，开展涂鸦、绘画和简单手工等活动，促进婴幼儿动作的发展。

2019年4月24日，世界卫生组织（World Health Organization，WHO）首次发布了《5岁以下儿童的身体活动，久坐行为和睡眠指南》，指南中提出了各年龄段婴幼儿身体活动的建议。

（1）小于1岁的婴儿：每天多次以多种方式进行身体活动，特别是互动式地板上游戏；多则更好。对于尚不能自主行动的婴儿，其包括在清醒时每天至少30分钟的俯卧位伸展（肚皮时间）。受限时间每次不超过1小时（例如手推车/婴儿车、高脚椅或缚在照护者的背上）。不建议屏幕时间。婴儿坐着时，鼓励与照护者一起阅读和讲故事。

（2）1～2岁的幼儿：每天至少应该保证1小时以上的各种强度的活动。受限时间每次不超过1小时（例如手推童车/婴儿车、高脚椅或缚在照护者的背上），也不可长时间坐着。对于1岁的婴儿，不建议在屏幕前久坐不动（如看电视或视频，玩电脑游戏）。2岁以上的幼儿，久坐不动的屏幕时间不应超过1小时，少则更好。坐着时，鼓励与照护者一起阅读和讲故事。

（3）3～4岁的幼儿：在各种强度的身体活动中花费至少180分钟，其中至少包括

60 分钟的中等到剧烈强度的身体活动，全天分布；多则更好。受限时间每次不超过 1 小时（例如手推童车 / 婴儿车），也不可长时间坐着。3 ～ 4 岁的孩子其活动时间通常会比较分散，因为他们的注意力很难长时间集中在一个事情上。一般来说，他们每次的活动时间可能会持续 10 ～ 20 分钟，然后就需要进行休息或者换一个活动。

婴幼儿身体活动所消耗的能量占总能量的 15% ～ 20%，与其身体大小、活动强度、活动类型、活动持续时间有关，并随年龄增加而增加。有研究表明，好哭多动的婴幼儿比年龄相仿的安静婴幼儿所消耗的能量高 3 ～ 4 倍。

4. 生长发育

生长发育消耗的能量，与婴幼儿生长速度成正比，并随着年龄的增长而逐渐减少。1 岁以内的婴儿生长最快，此项所需的能量占总能量的 25% ～ 30%。在 12 个月时，婴幼儿生长发育所需的能量迅速降低到总能量的 5%，2 岁时约为总能量的 3%。

5. 排泄消耗

正常情况下未经消化吸收的食物排泄至体外所消耗的能量约占总能量的 10% 以内，当腹泻或消化功能紊乱时可增加。

以上 5 项能量消耗的总和即为婴幼儿能量的总需求量。总能量的需求存在个体差异，如体重相同的健康婴幼儿，瘦长体型者因体内代谢较肥胖婴幼儿活跃，对能量的需求量更大。0 ～ 3 岁婴幼儿能量摄入总参考值见表 1–1。

表 1–1　0 ～ 3 岁婴幼儿能量摄入总参考值

年龄（岁）	能量（kcal/d）	
	男	女
0	90kcal/（kg·d）	
0.5	75kcal/（kg·d）	
1	900	800
2	1100	1000
3	1250	1150

注：本表数据来源于《中国居民膳食营养素参考摄入量速查手册（2023 版）》，膳食营养素参考摄入量（dietary reference intakes，DRIs）包括 4 项参数：

①平均需求量（estimated average requirement，EAR）：是某一特定性别、年龄及生理状况群体中对某营养素需求量的平均值，摄入量达到 EAR 水平时可以满足群体 50% 个体对营养素的需要。

②推荐摄入量（recommended nutrient intake，RNI）：可以满足某一特定性别、年龄及生理状况群体中绝大多数（97% ～ 98%）个体的需要。

③适宜摄入量（adequate intake，AI）：是通过观察或实验获得的健康人群某种营养素的摄入量，不如 RNI 精确，可能高于 RNI。

④可耐受最高摄入量（tolerable upper intake levels，UL）：是平均每日可摄入某营养素的最高量，当摄入量超过 UL 时，发生毒副作用的危险性增加。

三、能量平衡的重要性

能量平衡是营养学中一个最基本的问题。对于每个人来说，每天从食物中摄入的能量应与体内消耗的能量趋于相等才能维持健康体重。如果摄入不足，能量长期入不敷出，就会导致人体消瘦；如果能量摄入过多，超出的那部分能量就会转变成脂肪在体内储存起来，久而久之就会引起肥胖。因此，家长和托育机构应根据每个婴幼儿的能量需要进行合理的营养配餐，确保供给的能量能够满足婴幼儿能量消耗的需要。同时，也要关注婴幼儿在每个月龄段的动作发展和身体的活动强度，引导婴幼儿能量消耗保持在合理范围内，确保其健康成长。

第二节　基础营养素

一、宏量营养素

（一）碳水化合物

碳水化合物又称糖类，是由碳、氢、氧三种元素构成的多羟基醛或多羟基酮以及它们的缩合物和某些衍生物。因为最早发现的几种糖类化合物可以用通式 $C_m(H_2O)_n$ 来表示，因此糖类又称碳水化合物。根据聚合度的不同，可以将碳水化合物分为单糖（其重要衍生物为糖醇）、双糖、寡糖和多糖。

1. 单糖

单糖，顾名思义就是简单糖，是无法水解成为更小分子的碳水化合物。根据其含碳原子的数目，可将单糖分为三碳糖（丙糖）、四碳糖（丁糖）、五碳糖（戊糖）、六碳糖（己糖）、七碳糖（庚糖）。

食物中的单糖主要有葡萄糖、果糖和半乳糖。单糖有甜味，易溶于水，具有结晶性和旋光性。葡萄糖是构成许多糖类物质的基本单位，人体的血糖就是指血液中的葡萄糖。果糖多存在于各类水果中，蜂蜜中含量极高，是天然糖类中最甜的糖。流行病调查资料显示，高果糖膳食（包括含糖饮料）可能促发肥胖和其他健康问题，如代谢综合征。半乳糖是乳糖和棉子糖的组成成分，不单独存在于天然食物中。半乳糖在人体内也是先转化成葡萄糖后才被利用。

2. 双糖

双糖由两分子单糖组成，能溶于水，具有甜味。天然食物中的双糖主要有蔗糖、麦芽糖和乳糖。蔗糖由一分子葡萄糖和一分子果糖缩合而成，在甘蔗和甜菜中含量丰富。日常食用的白糖、红糖、砂糖等都是蔗糖，其甜度仅次于果糖。麦芽糖由两分子葡萄糖缩合而成，在发芽的谷粒，尤其是麦芽中含量较多。淀粉在口腔内被淀粉酶水解后也可产生少量的麦芽糖，因此，单独食用馒头时，在口腔中咀嚼与淀粉酶充分地混合，可产生一丝的甜味。乳糖由一分子葡萄糖和一分子半乳糖缩合而成，只存在于人和动物的乳汁中，甜味只及蔗糖的 1/6，较难溶于水。

3. 糖醇

糖醇是单糖重要的衍生产物，常见的有山梨醇、木糖醇和甘露醇，主要存在于植物中。山梨醇存在于许多植物的果实中。木糖醇存在于多种水果、蔬菜中。甘露醇在海藻、蘑菇中含量丰富。糖醇代谢不需要胰岛素，因此常作为甜味剂用于糖尿病患者的膳食中。临床上常用甘露醇、山梨醇作为脱水剂。

4. 寡糖

寡糖也称低聚糖，是由 3～9 个单糖分子结合而成的聚合物。常见的寡糖有水果蔬菜中的低聚果糖、豆类中的棉子糖和水苏糖等。这些寡糖可以作为肠道双歧杆菌的增殖因子，对人体有益，因此被称为益生元，常被应用于酸奶、乳酸菌饮料等食品中。

5. 多糖

多糖是一类由 10 个或 10 个以上的同种单糖或异种单糖缩合而成的大分子化合物。多糖无甜味，不溶于水，主要包括淀粉、糖原、膳食纤维、果胶、抗性淀粉等。

（1）淀粉：由葡萄糖分子聚合而成，主要存在于植物种子和果实中。因聚合方式的不同，淀粉可分为直链淀粉和支链淀粉，占膳食中碳水化合物的绝大部分。直链淀粉可溶于热水，支链淀粉不溶于热水，但更容易糊化，而且糊化形成的胶体黏度更高。不同来源的淀粉中二者比例不同，玉米淀粉和马铃薯淀粉分别含 27% 和 20% 的直链淀粉，而绿豆淀粉含 60% 的直链淀粉。有些淀粉（如糯米）全部为支链淀粉，所以更黏；而有的豆类淀粉则全是直链淀粉。糊化后的淀粉胶体溶液如果逐渐降温，淀粉分子会重新排列成更紧密的晶体结构而发生沉淀，称为老化或回升。直链淀粉容易老化，而且老化后难以再次溶解；支链淀粉不易老化。所以，烹饪上用淀粉糊勾芡时一般会选择支链淀粉含量较高的淀粉，如马铃薯淀粉；而制作粉丝、粉皮时就要选择直链淀粉含量高的豆类淀粉。

（2）糖原：也称动物淀粉，是人和动物体内糖的储存形式，分布于所有组织之中，以肝脏和肌肉中含量最高。肝脏中的糖原可维持正常的血糖浓度，肌肉中的糖原提供机体运动所需要的能量，尤其是高强度和持久运动时比较重要。

（3）膳食纤维：膳食纤维是碳水化合物中的一类非淀粉类多糖，为植物细胞壁的主要成分，包括纤维素、木质素、阿糖基木聚糖、抗性淀粉、抗性糊精、蜡、甲壳质、果胶、β-葡聚糖、菊糖和低聚糖等。世界卫生组织（WHO）对膳食纤维的定义为：膳食纤维共性特点是指 10 个和 10 个以上聚合度的碳水化合物聚合物，且该物质不能被人体消化酶所消化、不能被人体小肠吸收，并对人体有健康效益，被誉为第七大营养素。

1）膳食纤维的分类：根据是否溶解于水，膳食纤维可以分为两大类，即可溶性膳食纤维和不可溶性膳食纤维。

①可溶性膳食纤维：是指既可以溶解于水，又可以吸水膨胀并能被大肠内微生物酶解的一类膳食纤维，包括果胶、树胶、藻胶、豆胶、琼脂、部分低聚糖及少数半纤维素等。果胶通常存在于水果和蔬菜中，柠檬、柑橘、苹果、菠萝、香蕉等水果和卷心菜、苜蓿、豌豆、蚕豆等蔬菜含量较多；燕麦和大麦含有较多的 β-葡聚糖。

②不可溶性膳食纤维：是指既不能溶解于水又不能被大肠中微生物酵解的一类纤维，常存在于植物的根、茎、干、叶、皮、果中，主要有纤维素、半纤维素、木质素等。粮谷类、豆类的麸皮、糠、豆皮含有大量的纤维素、半纤维素和木质素。

2）富含膳食纤维的食物：通常分为三大类。第一类是全谷物、杂豆类、薯类。如糙米、燕麦、鹰嘴豆、红小豆、绿豆等。全谷物膳食纤维含量一般在3%以上，杂豆大多在5%以上，薯类中的膳食纤维含量虽然没有全谷物、杂豆类那么高，但也在1%以上。相比之下，大米中的膳食纤维含量只有0.7%。第二类是蔬菜、水果类。蔬菜中的膳食纤维含量在1%～5%。其中，菌类优势明显，鲜香菇（3.3%）、金针菇（2.7%）、木耳（2.6%）都是富含膳食纤维的"佼佼者"。鲜豆类膳食纤维含量也较高，如毛豆（4%）、蚕豆（3.1%）、豌豆（3%）等。水果中也有不少膳食纤维"高手"，如库尔勒梨（6.7%）、石榴（4.8%）、桑葚（4.1%）、猕猴桃（2.6%）、鲜枣（1.9%）、芒果（1.3%）等。第三类是坚果、大豆类。坚果类膳食纤维含量大多在4%～11%，个别如黑芝麻、松子分别高达14%、12.4%。不过，坚果普遍含油脂较高，吃的时候一定要控制量，每天10g左右即可。干的大豆膳食纤维含量在10%以上，也就是1两大豆中至少有5g膳食纤维。但大豆制品在加工过程中大都需要经过水洗和过滤去渣等工艺，导致很多膳食纤维流失。不滤渣的豆浆则可以保留大部分膳食纤维，一杯200mL的豆浆其膳食纤维含量在1.5g左右。

3）膳食纤维的生理功能：膳食纤维具有如下功能。

①维护肠道健康，预防结肠癌：蛋白质和脂肪的分解会促进胆汁酸的生成，胆汁酸浓度过高可能诱发结肠癌。膳食纤维能增加大便重量和排便量，缩短粪便和毒素在肠道的停留时间。阳离子膳食纤维能吸附胆汁酸，并促进肠道益生菌生长，抑制有害菌，防止致癌物质产生。通过观察婴幼儿粪便的形状和味道，可以判断其饮食结构和肠道健康。膳食纤维充足时，粪便形状似香蕉，表面光滑柔软，无特殊腐臭味，表明肠道健康。

②调节血糖，预防糖尿病：膳食纤维通过以下3种方式减缓小肠对葡萄糖的吸收，抑制餐后血糖升高：增加肠液黏度，阻碍葡萄糖的扩散；束缚葡萄糖，降低肠液中葡萄糖的有效浓度；影响α-淀粉酶对淀粉的降解作用，延长酶解时间，降低肠液中葡萄糖的释放速率。研究表明，膳食纤维有助于延缓和降低餐后血糖，升高血清胰岛素水平，维持餐后血糖的平稳，避免血糖水平的剧烈波动。

③降低血液胆固醇和甘油三酯，预防心血管疾病和胆石症：一方面可溶性膳食纤维在小肠形成黏性溶液或带有功能基团的黏膜层，黏膜层的厚度与完整性是甘油三酯和胆固醇在小肠吸收速度的一种限制屏障；另一方面膳食纤维可通过形成凝胶吸附胆酸，造成胆酸减少，使机体利用胆固醇合成胆酸，达到增加胆固醇的去路、降低血清胆固醇的目的。

④增强肠道功能，预防肥胖症：膳食纤维具有较强的膨胀功能和吸水作用，其在肠胃中吸水形成凝胶类物质，增加饱腹感，可减少食物的摄入量。膳食纤维对油脂的吸附能力较强，使其随粪便一起排出体外，减少了脂肪的消化吸收，从而对预防肥胖症具有

积极的作用。

⑤调节婴幼儿消化道菌群：膳食纤维喂养的主要对象是人类的共生微生物，充足的膳食纤维摄入能保持肠道菌群平衡和多样性，促进肠道有益及无害微生物生长和肠道正常运行。肠道细菌代谢膳食纤维可产生多种重要活性物质，比如各种短链脂肪酸，保证人体的良好生存。短期缺乏膳食纤维可引起菌群改变、肠道屏障功能减退和肠脑功能异常，长期缺乏膳食纤维则可能引发各个系统的功能紊乱和疾病。

4）婴幼儿膳食纤维的需求量：适量的膳食纤维对于婴幼儿是十分必要的。婴儿通过母乳获得两种特别重要的可溶性膳食纤维——母乳低聚糖和乳糖。6个月以后的婴幼儿可以逐步添加膳食纤维，每天从1.12g/80kcal开始；到1岁时，男孩可达12.6g/900kcal，女孩可达11.2g/800kcal；2岁时，男孩可达15.4g/1100kcal，女孩可达14g/1000kcal；3岁时，男孩可达17.5g/1250kcal，女孩可达16.8g/1200kcal。

要注意避免婴幼儿膳食纤维摄入过量对其健康产生危害。首先，婴幼儿的胃容量和消化能力都非常有限。长期大量摄入膳食纤维可能会造成包括能量、蛋白质、铁、钙等营养素的摄入不足，而对于那些本身就缺乏某些营养素的婴幼儿来说更是会加重病情。其次，不溶性膳食纤维对胃部和消化道刺激较大，易造成不适感。研究发现过多食用膳食纤维会导致腹部不适，如增加肠蠕动和增加产气量。同时，如果不注意同时补充大量水分，还会诱发肠梗阻。

6. 碳水化合物的主要生理功能

（1）供给能量：碳水化合物在体内消化后，主要以葡萄糖的形式被吸收，并可迅速氧化、给机体提供能量。每克葡萄糖可产生16.7kJ的能量。在人体每天所需的能量中，55%～65%的能量由碳水化合物提供，碳水化合物是最经济的能量来源。

（2）构成机体组织：碳水化合物是构成机体组织细胞的重要物质，每个细胞中的糖类含量为2%～10%，主要以糖脂、糖和蛋白结合物的形式存在于细胞膜、细胞器、细胞质和细胞间质中。核糖核酸（RNA）和脱氧核糖核酸（DNA）由核糖（五碳糖）和脱氧核糖参与构成，对遗传信息起传递作用。糖蛋白含有氨基己糖，参与细胞膜的构成。氨基多糖是由氨基己糖或其衍生物与糖醛酸构成的长链物质，参与细胞间质和结缔组织的构成。糖脂是含糖的脂类，参与神经组织的构成。

（3）抗生酮作用：脂肪在体内氧化分解产生的乙酰基必须与草酰乙酸结合进入三羧酸循环才能被彻底氧化，而草酰乙酸是葡萄糖在体内氧化生成的。当碳水化合物缺乏或利用障碍（如糖尿病）时，脂肪则不能被完全氧化而产生大量的酮体，以致产生酮血症和酮尿症。膳食中充足的碳水化合物供应可避免脂肪不完全氧化而产生过量的酮体，这一作用被称为碳水化合物的抗生酮作用。

（4）节约蛋白质作用：当膳食中碳水化合物充足时，机体主要利用碳水化合物，可以防止蛋白质发生糖异生作用产生能量。这种因为食物提供足够数量的有效碳水化合物从而使人体首先使用碳水化合物作为能量来源，可节约蛋白质用于组织构成并防止机体组织蛋白质过多分解的作用，称为碳水化合物的节约蛋白质作用。

（5）解毒作用：碳水化合物代谢产生的葡糖醛酸是一种重要的结合解毒剂，在肝脏能与许多有毒物质如细菌毒素、乙醇、砷等结合，以消除或减轻这些物质的毒性，从而起到解毒作用。

（6）增强肠道功能：见本章本节膳食纤维部分。

7. 碳水化合物的食物来源及参考摄入量

碳水化合物普遍存在于植物性食物中，主要来源于谷类、干豆类和根茎类食物，如小麦、水稻、玉米、小米、绿豆、红小豆、豇豆、甘薯、土豆、山药等，其次是蔬菜和水果。

中国营养学会推荐 0 ～ 3 岁婴幼儿碳水化合物的参考摄入量（DRIs）为：6 个月以内 60g/d（AI，适宜摄入量），6 个月至 1 岁 80g/d（AI），1 ～ 3 岁 120g/d（AI）。为了预防产能营养素缺乏，同时降低患慢性病的风险，又提出宏量营养素可接受范围（acceptable macronutrient distribution ranges，AMDR），即每日摄入量的下限和上限。对于 1 ～ 3 岁幼儿来说，总碳水化合物可接受范围是 50%E ～ 65%E（%E 为占能量的百分比）。

（二）脂类

脂类是一类不溶于水而易溶于有机溶剂的大分子化合物，包括脂肪和类脂。

1. 脂肪

脂肪是由一分子甘油和三分子脂肪酸化合而成的甘油三酯，又称中性脂肪。食物中95% 的脂类是甘油三酯，人体中 99% 的脂类是甘油三酯。

其按饱和度可分为饱和脂肪酸、单不饱和脂肪酸和多不饱和脂肪酸。不饱和脂肪酸含量高的脂肪在常温下多呈液态，如大部分植物油；饱和脂肪酸含量高的脂肪在常温下多呈固态，如大部分动物脂肪。

根据人体能否自身合成或合成速度能否满足人体需要，可以把脂肪酸分为必需脂肪酸和非必需脂肪酸。在脂肪酸中，人体所必需但自身不能合成，必须由食物供给的多不饱和脂肪酸，称为必需脂肪酸，包括亚油酸、α - 亚麻酸。

脂肪酸按其碳链的长短可分为短链脂肪酸（2 ～ 5 碳）、中链脂肪酸（6 ～ 12 碳）和长链脂肪酸（14 碳以上），二十二碳六烯酸（docosahexaenoic acid，DHA）和二十碳四烯酸，即花生四烯酸（arachidonic acid，ARA），是脂肪中常见的长链多不饱和脂肪酸。

（1）二十二碳六烯酸（DHA）：二十二碳六烯酸（DHA）属于 n-3 脂肪酸，与亚麻酸（十八碳三烯酸，ALA）、二十碳五烯酸（EPA）属于同系列长链多不饱和脂肪酸。

1）DHA 的生物学特性和功用：DHA 是细胞膜的重要组成成分，在大脑和视网膜中含量高，与细胞膜的流动性、渗透性、酶活性及信号传导等多种功能有关。机体缺乏DHA 会影响细胞膜的稳定性和神经递质的传递。在体内 DHA 可以通过亚麻酸合成，但是转化率低。

联合国粮食及农业专家委员会指出，尽管 DHA 属于非必需脂肪酸，可由 α - 亚麻酸合成，但因其转化率低且对胎儿、婴儿脑发育和视网膜发育至关重要，因此对孕期和哺乳期妇女而言，DHA 可视为条件"必需氨基酸"。

2）DHA 与婴幼儿发育的关系：科学研究表明，母亲孕期补充 DHA 能够降低早期早产发生风险并适度促进胎儿生长。

①促进神经功能发育：胎儿期至出生后 3 岁是大脑发育的关键期，大脑的快速生长需要较高的 DHA，大脑内 DHA 累积速度在妊娠中期加快，妊娠后期最高，婴儿期减慢。大脑中约一半的 DHA 是在妊娠期间积累的，DHA 的累积速率与机体大脑总容量和质量的发育水平一致。

早产儿因其母亲在孕晚期储备的 DHA 较少，体内转化效率低，且出生后母乳喂养可能受限，其神经发育易受 DHA 的影响。有研究证实，DHA 对早产儿认知功能和精神运动发育有促进作用，同时可减少严重发育迟缓、支气管及肺发育不良、坏死性肠炎和过敏等不良事件的发生。

母亲妊娠期及哺乳期 DHA 的适量摄入会促进胎儿大脑发育，还会增加母乳中 DHA 的含量。母婴环境健康研究发现母亲膳食 ω-3 多不饱和脂肪酸摄入与 6 月龄婴儿的心理和精神运动发育显著相关。

②促进视觉发育：基础研究证实，DHA 占视网膜 ω-3 多不饱和脂肪酸总量的93%，DHA 可增加视杆细胞膜盘的可塑性，易化细胞弯曲性，以便更好适应视紫质构象的改变。临床研究发现，孕期和婴儿期补充 DHA，能显著提高婴幼儿的视敏度。

视觉功能直接影响婴幼儿的反应能力、空间知觉，甚至知觉速度。如果婴幼儿缺乏DHA，常表现为视敏度发育迟缓，对光信号刺激的注视时间延长，然后影响到婴幼儿的反应能力和观察能力。补充足够的 DHA，尽早促进婴幼儿的视觉发育，有助于婴幼儿更早地认识这个世界，进而刺激婴幼儿的脑部发育。

③调节免疫功能：有研究表明，母亲在孕晚期和哺乳期补充 DHA，可对足月儿的过敏和特应性免疫反应有保护作用。还有研究表明，婴儿在 9 月龄至 12 月龄期间每日补充鱼肝油（DHA 平均在 381mg/d）能显著提高 12 月龄 γ-干扰素水平，进一步提示DHA 具有免疫调节功效。

④可能改善新生儿睡眠：有研究发现，母亲孕晚期血浆 DHA 浓度与新生儿睡眠质量有关联，表现为 DHA 浓度高的母亲所生新生儿活跃睡眠与安静睡眠之比更小，活跃睡眠时间少，睡眠质量更高，且能显著减少新生儿睡眠惊醒次数。

3）DHA 的良好来源与参考摄入量：人体所需 DHA 主要通过膳食摄取，主要来源为富含脂肪的冷水深海鱼类如野生的大马哈鱼、三文鱼和沙丁鱼等。蛋黄也含有较高的DHA，DHA 的其他来源包括母乳、海藻等。

孕妇和乳母需合理膳食，维持 DHA 水平，以利于母婴健康。中国营养学会建议，孕妇和乳母每日摄入 DHA 不少于 200mg，可通过每周食鱼 2～3 次且有 1 次以上是富脂海产鱼，每日食鸡蛋 1 个，以加强 DHA 摄入。若膳食不能满足推荐的 DHA 摄入量，需个性化调整饮食结构；若调整饮食结构仍不能达到推荐摄入量，需应用 DHA 补充剂。

婴幼儿每日 DHA 摄入量宜达到 100mg。母乳是婴儿 DHA 营养的主要来源，应倡导和鼓励母乳喂养，母乳喂养的足月婴儿不需要另外补充 DHA。在无法母乳喂养和母乳不足的情况下，可选用含 DHA 的配方奶，其中 DHA 含量应为总脂肪酸的

0.2% ~ 0.5%。对于幼儿，宜调整膳食以满足其 DHA 需求。

（2）花生四烯酸（ARA）：又称二十碳四烯酸，与必需脂肪酸中的亚油酸同属于 n-6 长链多不饱和脂肪酸。

1）ARA 的生物学特性和功用：ARA 是许多循环花生酸衍生物的生物活性物质，如前列腺素 E_2（PGE_2）、前列腺环素（PGI_2）、血栓烷素 A_2（TXA_2）、白细胞三烯（LT）和 C_4（LTC_4）的直接前体。

ARA 是人体大脑和视神经发育的重要物质，对提高智力和增强视敏度具有重要作用。在幼儿时期 ARA 属于必需脂肪酸，ARA 的缺乏对于人体组织器官的发育，尤其是大脑和神经系统的发育可能产生严重不良影响。成长后人体所需花生四烯酸能由必需脂肪酸亚油酸、亚麻酸转化而成，因此属于半必需脂肪酸。

2）ARA 的良好来源与参考摄入量：ARA 与 DHA 一样，在母乳中含量丰富，且比 DHA 相对稳定。如果人工喂养，则需给婴幼儿额外补充 ARA。

我国《食品安全国家标准婴儿配方食品》（GB10765）、《食品安全国家标准较大婴儿配方食品》（GB10766）和《食品安全国家标准幼儿配方食品》（GB10767）中均规定了 ARA 和 DHA 的添加标准，且 ARA 和 DHA 应保持一定的比例。

2. 类脂

类脂包括磷脂、糖脂、脂蛋白和固醇类等。类脂在体内所占比例相对稳定，不受营养状况和机体活动的影响，称为定脂。

3. 脂类的生理功能

（1）构成机体组织：类脂是生物膜的重要组成成分，构成疏水性的屏障，可以分隔细胞水溶性成分和细胞器，维持细胞的正常结构与功能。皮下脂肪可以防寒，减少外界对身体带来的压力，维持体温；大网膜和肠系膜处的脂肪可以减少体内各脏器之间的摩擦，并分泌一些黏液，起到保护器官的作用。

（2）供给能量：人体每日所需的总能量有 20% ~ 30% 由脂肪提供。人体储存的脂肪常处于分解（供能）与合成（储能）的动态平衡中。

（3）供给必需脂肪酸：必需脂肪酸是构成线粒体和细胞膜的重要成分；必需脂肪酸与胆固醇代谢有密切关系，能降低血脂含量，减少血液的黏稠性，有利于保持微血管的弹性，预防动脉粥样硬化；能促进生长发育，有利于智力发育，保护视力；必需脂肪酸可以有效预防 X 线引起的皮肤损伤。必需脂肪酸缺乏，可引起生长迟缓、生殖障碍、皮肤受损（出现皮疹）等，另外还可引起肝脏、肾脏、神经和视觉等多种疾病。

（4）促进脂溶性维生素的吸收：食物中的脂溶性维生素 A、维生素 D、维生素 E、维生素 K 必须溶解在脂肪中才能被人体吸收及利用。例如鱼肝油中富含维生素 A 和维生素 D，植物油中含有丰富的维生素 E 和维生素 K，蔬菜中含有的胡萝卜素（又称维生素 A 原），其必须溶解在脂肪中才能被人体吸收及利用。

此外，油脂烹调食物可以改变食物的感官性状和口感，能够增加膳食的美味，促进食欲；脂肪进入十二指肠后，刺激肠黏膜产生肠抑胃素，使胃的排空时间延迟，增加饱腹感。

4. 食物脂肪营养价值的评价

一般来说，植物油的营养价值高于动物脂肪。评价食物脂肪营养价值的高低，可以从以下三个方面进行。

（1）脂肪的消化率：不饱和脂肪酸含量越高，熔点越低，越容易消化，一般植物油比动物脂肪容易消化，植物油的消化率一般可达到100%；动物脂肪，如牛油、羊油，含饱和脂肪酸多，熔点都在40℃以上，消化率较低，为80%～90%。

（2）必需脂肪酸的含量：脂肪中必需脂肪酸含量越多，其营养价值越高。通常植物油中必需脂肪酸含量较多，动物脂肪中的含量较少。

（3）脂溶性维生素的含量：动物脂肪几乎不含维生素，但肝脏脂肪中富含维生素A、维生素D；植物油中富含维生素E、维生素K。

5. 脂类的食物来源与参考摄入量

膳食中脂类主要来源于动物的脂肪组织、肉类和植物的种子。食用油的种类不同，烟点也不同，不同的烹调方法应选择不同的烹调用油。例如各种精炼的植物油、棕榈油、茶油烟点较高，更适合热炒和煎炸。富含多不饱和脂肪的油，如葵花籽油、亚麻籽油等烟点较低，适合凉拌、蒸、煮等。含磷脂丰富的食物有蛋黄、动物肝脏、大豆及其制品、麦胚和花生等。

0～3岁婴幼儿脂肪酸参考摄入量（DRIs）：6个月以内，亚油酸为7.3%E（AI），亚麻酸为0.87%E（AI）；6个月至1岁，亚油酸为6.0%E（AI），亚麻酸为0.66%E（AI）；1～3岁，亚油酸为4.0%E（AI），亚麻酸为0.60%E（AI）。

对于0～3岁婴幼儿来说，总脂肪可接受范围（AMDR）：6个月以内为48%E（AI）；6个月至1岁为40%E（AI）；1～3岁为35%E（AI）。

（三）蛋白质

蛋白质是一切生命的物质基础，可以说没有蛋白质就没有生命。蛋白质主要由碳、氢、氧、氮等化学元素组成。蛋白质是人体氮元素的唯一来源，各种蛋白质的含氮量很相近，平均约为16%，折算每克氮相当于6.25g蛋白质，即蛋白质的转化系数。

1. 氨基酸

蛋白质的基本构成单位是氨基酸。构成人体蛋白质的氨基酸目前已发现20余种。在组成人体蛋白质的氨基酸中，有些是人体不能合成或合成速度不能满足生长发育的需要，必须由食物提供的氨基酸，称为必需氨基酸。对于婴幼儿来说，必需氨基酸有9种，分别是蛋氨酸、缬氨酸、亮氨酸、异亮氨酸、苏氨酸、苯丙氨酸、色氨酸、赖氨酸、组氨酸。

有些氨基酸在体内可以自行合成，称为非必需氨基酸，如甘氨酸、丙氨酸、丝氨酸、脯氨酸、精氨酸、天门冬氨酸、谷氨酸、胱氨酸等。

半胱氨酸、酪氨酸在体内分别由蛋氨酸和苯丙氨酸转化而来，如果膳食中能直接提供这两种氨基酸，则人体对蛋氨酸和苯丙氨酸的需要可分别减少30%和50%。因此，半胱氨酸、酪氨酸这类可减少人体对某些必需氨基酸需求量的氨基酸被称为条件必需氨基酸或半必需氨基酸。

食物中的蛋白质消化从胃开始，但主要在小肠进行。一般来说，食物蛋白质水解成氨基酸和短肽后方能被人体吸收利用。

2. 蛋白质的生理功能

（1）构成和修复机体组织：蛋白质是构成机体组织、器官的重要成分，是人体组织修补和更新的主要原料。成年人体内蛋白质含量约占体重的16%，其中3%的蛋白质参与组织更新。人体组织如毛发、皮肤、肌肉、骨骼、内脏、大脑、血液等都有蛋白质参与组成。无论机体是否摄入足量蛋白质，机体都会进行蛋白质的分解和合成。婴幼儿还需要额外的蛋白质来满足生长发育的需要。

（2）调节生理功能：人体内大部分生理活性物质是由蛋白质构成的，包括合成代谢和分解代谢中起重要作用的酶，很多调节生理功能的激素如生长激素、胰岛素、甲状腺素等，能抵御有害物质和微生物入侵的抗体、补体、细胞因子，细胞膜和血液中担负着运输和交换使命的血红蛋白等。此外，蛋白质还参与构成神经递质及胶原蛋白、血液凝固、肌肉运动、视觉形成、维持机体内渗透压等活动。

（3）供给能量：人体每日所需能量的10%～15%来自食物蛋白质。当膳食中碳水化合物的摄入量少，或当个体处于饥饿状态，蛋白质是唯一能从头合成可利用葡萄糖的最佳来源，此过程被称为糖异生。肝脏是糖异生的主要部位。

3. 食物蛋白质营养价值的评价

通常情况下食物的蛋白质含量越高、越容易被消化吸收和利用，则食物蛋白质的营养价值就越高。蛋白质的机体利用率与食物蛋白质中各种必需氨基酸的构成比例即氨基酸模式相关，与人体蛋白质氨基酸模式越接近，食物蛋白质的营养价值也就相对越高。所含必需氨基酸种类齐全、数量充足、比例适当的蛋白质可促进儿童的生长发育，维持人体的健康，这些蛋白质被称为优质蛋白质，如蛋、奶、鱼、肉等动物蛋白质以及大豆蛋白质等。

婴幼儿生长发育迅速，保证优质的蛋白质供给是非常重要的，故婴幼儿食物中应保证有50%以上的优质蛋白质。食物的合理搭配及加工可达到蛋白质互补，提高食物蛋白质的生物价值。例如，大米、小麦、玉米等赖氨酸含量低，蛋氨酸含量高，而豆类则相反，将两者搭配，可大大提高蛋白质的利用率。为了更好地发挥蛋白质的互补作用，应遵循以下原则：一是搭配食物的种类越多越好；二是搭配食物的生物学种属越远越好；三是食用时间越近越好，同时食用最好。

4. 蛋白质的食物来源与参考摄入量

蛋白质广泛分布于动植物性食物中。动物性食物蛋白质含量丰富，肉类的蛋白质含量在15%～22%，蛋类蛋白质含量为11%～14%，奶类蛋白质含量为3%～3.5%。在植物性食物中，蛋白质含量以豆类及豆制品最为丰富，其中大豆蛋白质含量为35%～40%；坚果类，如花生、核桃、莲子等，蛋白质含量在12%～36%；粮谷类蛋白质含量在6%～10%；蔬菜水果中的蛋白质含量较低，约为1%。

中国营养学会推荐的0～3岁婴幼儿蛋白质的参考摄入量（RNI）：6个月以内为

9g/d（AI），6个月至1岁为20g/d（AI），1～3岁为25g/d（AI），优质蛋白质不低于1/3。

二、微量营养素

微量营养素包括矿物质和维生素，人体对其需求量较少，在膳食中所占比例也小。

（一）矿物质

矿物质又称无机盐，是人体必需的营养素之一。人体中除了碳、氧、氢、氮等主要以有机物形式存在，其余60多种元素均以无机盐的形式存在，统称为矿物质。矿物质不能在人体内合成，在人体新陈代谢过程中，各种矿物质会通过尿、粪、汗、指甲、皮屑等途径排出一部分，因此必须通过膳食补充。

根据化学元素在机体内的含量和膳食的需求量，可将矿物质分为常量元素和微量元素两类。体内含量大于体重0.01%的矿物质称为常量元素，包括钙、镁、钠、钾、磷、氯、硫7种元素，占矿物质总量的60%～80%；体内含量小于体重0.01%的矿物质称为微量元素，如铁、铜、锌、碘、硒、氟、锰、钳、钴、铬、硼、钒、硅、镍等。

1. 矿物质的主要生理功能

（1）构成机体组织的重要材料：常量元素在人体和食品中主要以离子状态存在。钠、钾、钙、镁是阳离子，硫、磷、氯是阴离子，分别以硫酸盐、磷酸盐、氯化物的形式存在。钙、磷、镁是构成骨骼、牙齿的主要成分。矿物质也以有机化合物的组分存在，如磷蛋白类、磷脂类、金属酶类和其他金属蛋白质如血红蛋白。碘参与甲状腺素的合成。不少无机离子常作为酶的辅酶或激活剂影响酶的活性，如细胞色素氧化酶含铜，碳酸酐酶含锌，氯离子是淀粉酶的激活剂。

（2）维持机体的酸碱平衡和渗透压：人体血液酸碱度（pH值）应保持相对恒定，变动范围在7.35～7.45。正常人血液酸碱度变化很小，主要依赖于血液中抗酸和抗碱物质形成的缓冲系统的作用和正常肺呼吸功能及肾排泄功能。如果这些功能不良或受疾病的影响，则可出现酸碱平衡紊乱，临床上则表现为酸中毒或碱中毒。钠离子（Na^+）和氯离子（Cl^-）是维持细胞外液渗透压的主要离子；钾离子（K^+）、磷酸根离子（HPO_4^{2-}）是维持细胞内液渗透压的主要离子。正常人体细胞内、外液渗透压基本相等，由此维持细胞内、外液水的动态平衡。

（3）维持神经肌肉的应激性：神经细胞、肌细胞正常兴奋性的维持离不开钠离子、钾离子、钙离子、镁离子等。钠离子、钾离子浓度升高，可增强神经肌肉的兴奋性；钙离子、镁离子浓度升高，可抑制其兴奋性。

通常食物中的矿物质含量较为丰富，能满足机体需要。在膳食搭配不当、偏食或患某些疾病等情况下，会造成矿物质缺乏。婴幼儿比较容易缺乏的矿物质有钙、铁、碘、锌等，生活在某些特殊地区的人群还可能缺乏硒。一些矿物质摄入过量也可发生中毒。

2. 常见易缺乏的矿物质

（1）钙：钙是人体中含量最多的一种常量元素。正常人体内钙的总量为1000～

1200g，占体重的 1.5% ～ 2.0%。人体内 99% 的钙存在于骨骼和牙齿中，其余 1% 的钙一部分与柠檬酸螯合或与蛋白质结合，另一部分以离子状态存在于细胞外液、血液和软组织中，统称为混溶钙池。为维持体内所有的细胞正常生理状态，混溶钙池的钙与骨骼钙需要保持动态平衡。机体主要通过甲状旁腺激素、降钙素及甾固醇激素相互作用来调节钙平衡。

钙的主要生理功能包括 5 个方面。①构成骨骼和牙齿：钙使机体具有坚硬的结构支架，具有支持和保护作用，是维护机体完整性不可缺少的组成部分。骨骼、牙齿中的钙主要是以羟基磷灰石或磷酸钙的形式存在。②维持神经与肌肉的活动：钙离子可与细胞膜的蛋白和各种阴离子基团结合，具有调节细胞受体结合、离子通透性及参与神经信号传递物质释放等作用，以维持神经与肌肉的正常生理功能，包括神经肌肉的兴奋性、神经冲动的传导、心脏搏动等。③促进体内某些酶的活动：钙离子对许多参与细胞代谢的酶具有调节作用，如腺苷酸环化酶、鸟苷酸环化酶、酪氨酸羟化酶、磷酸二酯酶等。④参与血液凝固：钙是血液凝固必需的凝血因子，可催化凝血酶原转变为凝血酶，将血纤维蛋白原转变为不溶性的血纤维蛋白网状物而发挥止血功能。⑤其他：参与调节激素的分泌，维持体液酸碱平衡以及细胞内胶质的稳定性，降低血压等。

奶和奶制品是婴幼儿最好的含钙食品，不仅钙的含量较高，而且吸收率高。海产品，如小鱼、海米、贝类、紫菜、海带等，大豆及其制品等也是钙的良好食物来源；蔬菜中的金针菜、香菇、木耳、西兰花等含钙量也较高。

0 ～ 3 岁婴幼儿钙的推荐摄入量（RNI）或适宜摄入量（AI）：6 个月以内为 200mg/d（AI），6 个月至 1 岁为 250mg/d（AI），1 ～ 3 岁为 600mg/d（AI）。

（2）铁：铁是人体含量最多且最容易缺乏的必需微量元素。人体 60% ～ 75% 的铁存在于血红蛋白，3% 存在于肌红蛋白，1% 存在于含铁酶类、辅助因子及运铁载体中，统称为功能性铁；其余的铁主要以铁蛋白和含铁血黄素的形式存在于肝、脾和骨髓中，称为储备铁。铁在人体的分布极为普遍，几乎所有组织中都有，其中以肝、脾中铁的含量最高，其次为肾、心、骨骼肌和脑。铁在体内的含量受年龄、性别、营养状况和健康状况的影响而产生较大的个体差异。

铁是构成血红蛋白、肌红蛋白、白细胞、色素以及某些呼吸酶的组成成分，参与体内氧的运送和组织呼吸过程；维持正常的造血功能；维持正常的免疫功能；促进 β- 胡萝卜素转化为维生素 A，嘌呤与胶原的合成，脂类在血液中转运，以及药物在肝脏分解代谢等。

动物肝脏、动物全血、瘦肉、蛋黄、禽类、鱼类等均是铁的良好来源；豆类、绿色蔬菜等均含有丰富的铁，其中无机铁较多。

0 ～ 3 岁婴幼儿铁的推荐摄入量（RNI）或适宜摄入量（AI）：6 个月以内为 0.3mg/d（AI），6 个月至 1 岁为 10mg/d（AI），1 ～ 3 岁为 9mg/d（AI）。

（3）碘：人体内含碘 20 ～ 50mg，其中约 80% 集中在甲状腺组织中，其余分布在骨骼肌、卵巢、肾、肺、淋巴结、肝和脑等组织中。

碘在体内主要参与甲状腺素的合成，可以调节能量代谢，促进蛋白质合成和神经系统发育，促进碳水化合物和脂肪代谢，激活体内许多重要的酶，调节水、电解质代谢，促进维生素代谢。自然环境缺碘，可导致某些内陆地区食物缺碘，长期碘摄入不足可导致人体缺碘。碘缺乏最主要的危害是影响胎儿和 0 ～ 3 岁婴幼儿脑发育和体格发育，造成不可逆的损伤。胎儿期碘缺乏的危害主要包括流产、早产、死产、先天性畸形、克汀病（地方性呆小症）及亚临床克汀病。新生儿碘缺乏可引起甲状腺功能减退检出率的升高。在婴儿期碘缺乏表现为对周围的人和事物反应及自身运动能力、智能和生长发育的落后。

海带、紫菜、干贝、淡菜、鲜海鱼、海参、龙虾等都是碘的良好食物来源。

0 ～ 3 岁婴幼儿碘的推荐摄入量（RNI）或适宜摄入量（AI）：6 个月以内为 85μg/d（AI），6 个月至 1 岁为 115μg/d（AI），1 ～ 3 岁为 90μg/d（AI）。

（4）锌：锌在体内分布广泛但不均匀，60% 存在于肌肉中，30% 存在于骨骼中，血液中锌的含量不到总量的 0.5%。血浆中的锌主要与蛋白质结合，游离锌含量很低。锌在体内的主要存在形式是酶的构成成分。

锌的主要生理功能包括 5 个方面。①锌是许多酶的活性中心或酶的激活剂：目前已经发现的含锌酶多达百余种，如 DNA 聚合酶、醛脱氢酶、碳酸酐酶等。②促进生长发育和组织再生：锌是调节 DNA 复制、翻译、转录的 DNA 聚合酶的必需组成成分，对于蛋白质和核酸的合成，细胞的生长、分裂和分化均起重要作用，生长发育期缺锌可致侏儒症。锌还有利于伤口的愈合。③促进食欲：缺锌时，会出现食欲下降、味觉迟钝，严重者出现异食癖。④促进性器官和性功能的正常发育：缺锌可导致性发育延迟，若给予补锌治疗，症状会好转或消失。⑤促进免疫功能：维持胸腺和脾脏细胞的增殖，参与包括免疫反应细胞在内的细胞增殖。

海产的蛤贝类、肉类、蛋类、菇类、硬果类其含锌量均较丰富。

0 ～ 3 岁婴幼儿锌的推荐摄入量（RNI）或适宜摄入量（AI）：6 个月以内为 2.0mg/d（AI），6 个月至 1 岁为 3.5mg/d（AI），1 ～ 3 岁为 4.0mg/d（AI）。

（5）硒：硒在人体内含量为 14 ～ 20mg，广泛分布在人体所有组织器官中，肝脏和肾脏中浓度最高，其次为胰、心、脾、牙釉质及指甲，而肌肉组织中硒的总量最高，脂肪组织中硒的总量最低。

硒的主要生理功能包括 4 个方面。①抗氧化作用：硒通过构成谷胱甘肽过氧化物酶的组成成分和硒蛋白化合物，从而发挥抗氧化作用，清除自由基，保护生物膜免受过氧化产物的损伤，维持细胞正常结构及功能的完整。②维护心血管和心肌的健康：硒对心肌纤维、小动脉及微血管的结构及功能有保护作用。调查显示，含硒高的地区人群心血管疾病发病率低。③对有毒重金属有解毒作用：硒与金属有很强的亲和力，在体内与汞、甲基汞、砷、镉、铅等重金属形成金属硒蛋白复合物而解毒，并排出体外。④其他：硒还有增强机体抵抗力、促进生长发育、保护视觉器官、抗肿瘤等作用。

海产品和动物内脏是硒的良好食物来源，如鱼子酱、海参、牡蛎、蛤蜊和猪肾等。

0 ～ 3 岁婴幼儿硒的推荐摄入量（RNI）或适宜摄入量（AI）：6 个月以内为 15μg/d（AI），6 个月至 1 岁为 20μg/d（AI），1 ～ 3 岁为 25μg/d（AI）。

其他人体所需要的矿物质的主要生理功能、主要食物来源和 0 ～ 3 岁婴幼儿推荐摄入量（RNI）或适宜摄入量（AI）见表 1-2。

表 1-2　其他矿物质的主要生理功能、主要食物来源和 0 ~ 3 岁婴幼儿推荐摄入量或适宜摄入量

常量元素	主要生理功能	主要食物来源	0 ~ 3 岁婴幼儿推荐摄入量（RNI）或适宜摄入量（AI）
磷	85% ~ 90% 存在于骨骼和牙齿中；磷是细胞中 DNA、RNA、ATP、磷脂的组分，也是重要的代谢物，调节酸碱平衡	动、植物性食物中均含有丰富的磷，如瘦肉、禽、蛋、鱼、坚果、海带、紫菜、油料作物种子、豆类等	6 个月以内：100mg/d（AI） 6 个月至 1 岁：180mg/d(AI) 1 ~ 3 岁：300mg/d（AI）
镁	60% ~ 65% 存在于骨骼和牙齿中，27% 存在于肌肉、肝、心、胰等组织，主要分布在细胞内，参与多种酶促反应、维持肌肉神经的兴奋性、参与细胞内能量代谢等	广泛存在于各种食物中，如全谷物、绿叶蔬菜、坚果、口蘑、木耳、香菇、肉类、奶类等	6 个月以内：20mg/d（AI） 6 个月至 1 岁：65mg/d（AI） 1 ~ 3 岁：140mg/d（AI）
钾	主要存在于细胞内，约占 98%，其他存在于细胞外；维持糖、蛋白质正常代谢，维持细胞内正常渗透压、神经肌肉的应激性、心肌的正常功能、细胞内外酸碱平衡，降低血压	大部分食物都含有钾，蔬菜和水果中含量丰富，如紫菜、黄豆、冬菇等	6 个月以内：350mg/d（AI） 6 个月至 1 岁：350mg/d（AI） 1 ~ 3 岁：900mg/d（AI）
钠	骨骼中含量为 40% ~ 47%，细胞外液占 44% ~ 50%，其余在细胞内液	普遍存在于各种食物中，食盐、酱油、面酱等调味品也是人体获得钠的主要来源	6 个月以内：170mg/d（AI） 6 个月至 1 岁：350mg/d（AI） 1 ~ 3 岁：700mg/d（AI）
氯	广泛分布于全身，主要以氯离子的形式与钠、钾化合存在；维持细胞外液的容量与渗透压、体液酸碱平衡，参与血液中 CO_2 的运输、胃液中胃酸的形成等	膳食氯几乎完全来源于氯化钠，仅少量来自氯化钾，因此，食盐及其加工食品如酱油、盐渍、腌制食品，酱咸菜以及咸味食品等都富含氯化物	6 个月以内：260mg/d（AI） 6 个月至 1 岁：550mg/d（AI） 1 ~ 3 岁：1100mg/d（AI）
微量元素	主要生理功能	主要食物来源	0 ~ 3 岁婴幼儿推荐摄入量（RNI）或适宜摄入量（AI）
铜	存在于所有组织中，在肝、脑、心和肾含量高；构成含铜酶与铜结合蛋白的成分，维持正常造血功能，促进结缔组织形成，维护中枢神经系统健康，调节生理功能	广泛存在于各种食物中，牡蛎、贝类等海产品以及坚果类是铜的良好来源，其次是动物的肝、肾，谷类胚芽部分和豆类等次之	6 个月以内：0.3mg/d（AI） 6 个月至 1 岁：0.3mg/d（AI） 1 ~ 3 岁：0.3mg/d（AI）
氟	在骨骼和牙齿的形成中有重要作用，有防止龋齿的作用，可加速骨骼生长，维护骨骼的健康	一般情况下，动物性食物中氟高于植物性食物，海洋动物中氟高于淡水及陆地食物，鱼和茶叶氟含量较高	6 个月以内：0.01mg/d（AI） 6 个月至 1 岁：0.23mg/d（AI） 1 ~ 3 岁：0.6mg/d（AI）

续表

微量元素	主要生理功能	主要食物来源	0～3岁婴幼儿推荐摄入量（RNI）或适宜摄入量（AI）
铬	人体各部分都存在铬，主要以三价铬的形式存在；能加强胰岛素的作用，预防动脉粥样硬化，促进蛋白质代谢和生长发育，提高应激状态下人体的免疫力	广泛分布于食物中，主要来源是全谷类、肉类及鱼贝类	6个月以内：0.2μg/d（AI） 6个月至1岁：4.0μg/d（AI） 1～3岁：15μg/d（AI）
锰	分布在身体各种组织和体液中，骨、肝、胰、肾中锰浓度较高，锰在体内一部分作为金属酶的组分，另一部分作为酶的激活剂起作用，在肝细胞线粒体中含量丰富	全谷类、坚果、叶菜类、茶叶中富含锰	6个月以内：0.01mg/d（AI） 6个月至1岁：0.7mg/d（AI） 1～3岁：1.5mg/d（AI）
钼	人体各种组织都含有，肝、肾中含量最高，作为黄嘌呤氧化酶/脱氢酶、醛氧化酶和亚硫酸盐氧化酶的辅基而发挥其生理功能	广泛存在于各种食物中，动物肝、肾中含量最丰富，谷类、奶制品和干豆类是钼的良好来源	6个月以内：2μg/d（AI） 6个月至1岁：15μg/d（AI） 1～3岁：40μg/d（AI）

（二）维生素

维生素是人体必需的一类微量的有机化合物。这类物质既不能供能也不构成机体组织，只需要少量即可维持人体正常的生理功能，但机体不能合成或合成量很少，必须由食物供给。体内多数维生素以辅酶的形式存在，天然食物中以本体或前体化合物（维生素原）的形式存在。

维生素种类较多，目前发现的已有30余种，按溶解性可分为脂溶性维生素和水溶性维生素两大类。

脂溶性维生素包括维生素A、维生素D、维生素E、维生素K，其共同特点是：不溶于水，易溶于脂肪及有机溶剂；膳食中的脂溶性维生素必须溶解在脂肪中才能被人体有效吸收，摄入后大部分储存于脂肪组织与肝脏，并通过肠肝循环排出体外；缺乏时症状出现缓慢，大剂量摄入易引起中毒。

水溶性维生素有维生素B族和维生素C，其共同特点是：易溶于水，不溶于脂肪及有机溶剂；多余的可随尿液排出体外；在体内仅有少量储存，缺乏时症状出现较快；大多数以辅酶或辅基的形式参加各种酶系统，参与物质代谢和调节生理功能。

常见的易缺乏的维生素主要有维生素A、维生素D、维生素B$_1$、维生素B$_2$和维生素C。

1. 维生素A

维生素A是指含有视黄醇结构，并具有其生物活性的一大类物质，它包括存在于动物性食物中已形成的维生素 A（视黄醇、视黄醛和视黄酸等）和植物性食物中能在机体转变为维生素 A 的胡萝卜素（又称维生素 A 原）。二者对碱和热稳定，但易被氧化和被紫外线破坏。脂肪酸败可使其严重破坏。

（1）生理功能与缺乏症：①用于合成视网膜上的感光物质视紫红质，维持正常的暗视觉功能：长期缺乏维生素 A 可降低眼睛暗适应能力，严重时可导致夜盲症。②参与上皮细胞的生长和分化，维持上皮细胞的形态完整和功能健全：长期缺乏维生素 A，可导致眼干燥症，表现为眼睛干燥、怕光、流泪，眼结膜和角膜干燥、溃疡、穿孔，严重时导致失明；也可以引起其他组织上皮增生和角化，出现皮肤干燥、毛囊丘疹，黏膜尤其是呼吸道容易发生感染等。③促进机体生长发育，维护正常生殖功能：维生素 A 参与DNA 和 RNA 的合成，对细胞分化和组织更新有重要影响。长期缺乏维生素 A 时，长骨形成和牙齿发育均受影响。④其他：维生素 A 调节细胞和体液免疫，增强机体对疾病的抵抗力；具有抗氧化作用；能够预防或抑制肿瘤生长等。维生素 A 缺乏时，免疫细胞内的视黄酸受体表达下降，因此影响机体的免疫功能。

（2）主要食物来源：维生素 A 最好的食物来源是动物肝脏，乳制品、鸡蛋、鱼油等也含有丰富的维生素 A。维生素 A 原的良好来源是胡萝卜、红薯、菠菜等深绿色蔬菜或黄红色蔬菜，以及芒果和柑橘等水果。

（3）0～3 岁婴幼儿膳食推荐摄入量（RNI）或适宜摄入量（AI）：6 个月以内为 300μgRAE/d（AI），6 个月至 1 岁为 350μgRAE/d（AI），1～3 岁为 310μgRAE/d（AI）。RAE 表示视黄醇活性当量。

过量摄入维生素 A 可引起中毒和致畸毒性，表现为恶心、呕吐、眩晕、视野模糊、肌肉活动失调和婴儿前囟门出现饱满等，严重时可出现嗜睡、厌食和乏力等。

2. 维生素 D

维生素 D 是指具有钙化醇生物活性的一类物质的总称，主要形式有维生素 D_2（麦角钙化醇）及维生素 D_3（胆钙化醇）两种。维生素 D_3 可以在体内由储存于皮下的 7- 脱氢胆固醇经紫外线照射转变而成。

维生素 D 是白色晶体，一般烹调加工不会引起维生素 D 的损失，脂肪酸败可使其破坏。其在中性和碱性溶液中耐热，不易被氧化，但在酸性环境中逐渐分解。

（1）生理功能与缺乏症：①促进小肠对钙的吸收和肾脏对钙、磷的重吸收。②与甲状旁腺激素共同作用，维持血钙的正常水平，调节体内钙磷代谢。③促进骨、软骨和牙齿的矿化，维持正常生长发育。④近年来研究发现，维生素 D 的作用非常广泛，除了改善免疫力，还有助于预防癌症、哮喘、心血管疾病、糖尿病等。膳食中长期缺乏维生素 D，在婴幼儿期表现为佝偻病，在成年期表现为骨质软化症、手足抽搐症和骨质疏松症。

（2）主要食物来源：维生素 D 的良好食物来源是动物性食物，如含脂肪高的海鱼和鱼卵，以及肝脏、蛋黄、奶油和乳酪等，维生素 D 在蔬菜、谷类及其制品和水中含量很少。母乳和牛奶中维生素 D 含量低，因此未添加辅食的婴幼儿应注意补充鱼肝油。此外，经常晒太阳是人体获取维生素 D 的重要途径。

（3）0～3 岁婴幼儿膳食推荐摄入量（RNI）或适宜摄入量（AI）：6 个月以内为

10μg/d（AI），6 个月至 1 岁为 10μg/d（AI），1 ～ 3 岁为 10μg/d（AI）。

过量摄入维生素 D 可导致高钙血症和高钙尿症，中毒症状包括食欲减退、体重下降、恶心、呕吐、腹泻、多尿、头痛、烦渴和发热等，以致发展成动脉、心肌、肺、肾、气管等软组织转移性钙化和肾结石，严重者可以致死。

3. 维生素 B$_1$

维生素 B$_1$ 也称硫胺素、抗脚气病因子、抗神经炎因子，为白色晶体，在酸性环境下较稳定，在碱性条件下易被加热、氧化破坏。

（1）生理功能与缺乏症：①构成辅酶，参与体内能量和碳水化合物的代谢。②抑制胆碱酯酶的活性，促进胃肠蠕动。缺乏时，胆碱酯酶活性增强，乙酰胆碱水解加速，因而胃肠蠕动缓慢，腺体分泌减少，食欲减退。③对神经组织的确切作用还不清楚，可能通过改变大脑细胞膜的通透性调节大脑的氯化物及水解作用；还可影响神经系统碳水化合物的代谢和能量供应。

维生素 B$_1$ 摄入不足可出现下肢软弱无力、恶心、食欲差、淡漠、沮丧、心电图异常等症状，长期缺乏则可导致脚气病，其分为三种类型，分别是干性脚气病、湿性脚气病和婴儿脚气病。婴儿脚气病多发生于 2 ～ 5 个月的婴儿，多由其乳母缺乏维生素 B$_1$ 导致。此病发病急，病情重，初期有食欲不振、呕吐、心跳加快、呼吸急促等症状，晚期有发绀、水肿、心力衰竭和强直性痉挛等症状。婴儿先天性脚气病常因母亲孕期缺乏维生素 B$_1$ 所致，主要症状有皮肤青紫、吮吸无力和嗜睡等。

（2）主要食物来源：维生素 B$_1$ 广泛存在于天然食物中，含量丰富的食物有未加工的粮谷类、豆类、花生、动物内脏、肉类等。

（3）0 ～ 3 岁婴幼儿膳食推荐摄入量（RNI）或适宜摄入量（AI）：6 个月以内为 0.1mg/d（AI），6 个月至 1 岁为 0.3mg/d（AI），1 ～ 3 岁为 0.6mg/d（AI）。

4. 维生素 B$_2$

维生素 B$_2$ 又称核黄素，在酸性及中性环境中较稳定，但在碱性环境中易被热和紫外线破坏。食物中的核黄素有结合和游离两种形式存在，分别是黄素腺嘌呤二核苷酸（flavin adenine dinucleotide，FAD）和黄素单核苷酸（flavin mononucleotide，FMN）。前者较稳定，后者易被日光和热破坏。

（1）生理功能与缺乏症：①以辅酶的形式参与体内生物氧化和能量代谢，在氨基酸、脂肪酸、碳水化合物的代谢中均发挥重要作用，使其逐步释放能量供细胞利用，维护皮肤和黏膜的完整性。②FAD 和 FMN 分别作为辅酶参与色氨酸转变为烟酸、维生素 B$_6$ 转变为磷酸吡哆醛。③FAD 作为谷胱甘肽还原酶的辅酶，参与机体抗氧化防御系统，维持还原性谷胱甘肽的浓度。④FAD 与细胞色素 P450 结合，参与药物代谢，提高机体对环境应激适应能力等。

维生素 B$_2$ 缺乏时主要表现出眼、口腔和皮肤的炎症反应，如睑缘炎、口角炎、唇炎、舌炎和脂溢性皮炎。维生素 B$_2$ 缺乏影响体内铁的吸收、贮存及动员，严重时可造成缺铁性贫血，影响婴幼儿生长发育。

（2）主要食物来源：核黄素广泛存在于动、植物性食物中，各种肉类、动物内脏、蛋类和奶类中含量尤为丰富，植物性食物以绿色蔬菜、豆类中含量较高。

（3）0～3岁婴幼儿膳食推荐摄入量（RNI）或适宜摄入量（AI）：6个月以内为0.4mg/d（AI），6个月至1岁为0.5mg/d（AI），1～3岁为0.6mg/d（AI）。

5. 维生素C

维生素C又称抗坏血酸，是无色无味的片状晶体，具有较高的还原性，遇空气中的氧、热、光、碱性物质，以及铜、铁等重金属离子存在时，易被氧化破坏。维生素C在婴幼儿生长发育中扮演重要角色，能够增强免疫力，促进铁的吸收以预防贫血，促进骨骼和牙齿的正常发育以及促进伤口愈合。

（1）生理功能与缺乏症

1）抗氧化作用：维生素C具有强还原性，可直接与氧化剂作用：①可以将组织中的氧化型谷胱甘肽还原为还原型谷胱甘肽，保持二者之间的平衡，使体内的氧化还原过程正常进行。②可以还原超氧化物、羟基、次氯酸以及其他活性氧化剂，避免影响DNA的转录或损伤DNA、蛋白质或膜结构。③能够清除体内的自由基，延缓细胞衰老，增强疾病抵抗力。④可以防止维生素A、维生素E、不饱和脂肪酸的氧化。

2）参与羟化反应：羟化反应是体内许多重要物质合成或分解的必要步骤，在羟化反应过程中，必须有维生素C的参与。维生素C的作用如下：一是促进胶原合成。维生素C缺乏时，胶原合成出现障碍，从而导致坏血病。坏血病早期症状有倦怠、疲乏、呼吸急促、牙龈出血、伤口愈合不良等。严重者可出现牙龈红肿、溃烂，牙齿松动，皮下毛细血管破裂出血导致皮下组织、肌肉、关节和腱鞘等处出血，甚至形成血肿或瘀斑，也可出现贫血、肌肉纤维衰退、心力衰竭、严重内出血等。骨骼因有机质形成不良而导致骨质疏松症。二是促进神经递质5–羟色胺及去甲肾上腺素的合成。三是促进类固醇羟化，故高胆固醇患者应补给足量的维生素C。四是促进有机物或毒物羟化解毒。维生素C能提升混合功能氧化酶的活性，增强药物或毒物的解毒（羟化）过程。

3）还原作用：维生素C可以以氧化型，也可以以还原型存在于体内，所以既可作为供氢体，又可作为受氢体，在体内氧化还原过程中发挥重要作用。一是促进抗体形成。高浓度的维生素C有助于食物蛋白质中的胱氨酸还原为半胱氨酸，进而合成抗体。二是促进铁的吸收。维生素C能使难以吸收的三价铁还原为易于吸收的二价铁，从而促进铁的吸收。此外，维生素C还能使亚铁络合酶等的巯基处于活性状态，以便有效地发挥作用，故维生素C是治疗贫血的重要辅助药物。三是促进四氢叶酸的形成。维生素C能促进叶酸还原为四氢叶酸后发挥作用，故对巨幼红细胞性贫血也有一定疗效。四是维持巯基酶的活性和谷胱甘肽的还原状态，从而发挥解毒作用。体内补充大量的维生素C后，可以缓解铅、汞、镉、砷等重金属对机体的毒害作用。

4）增强免疫功能：维生素C能促进免疫球蛋白的合成，增加T淋巴细胞的数量和活力，发挥多种生物学功能，以帮助身体抵御疾病感染、肿瘤的形成。

5）预防癌症：许多研究证明维生素C可以阻断胃中致癌物N–亚硝基化合物的合成，降低食管癌、胃癌等的发病率；通过促进机体合成透明质酸酶抑制物，阻止癌细胞的扩散。

（2）主要食物来源：维生素 C 主要来源于新鲜的蔬菜和水果，叶菜类含量一般多于根茎类，酸味水果比无酸味水果含量多。维生素 C 含量较丰富的蔬菜有辣椒、油菜、卷心菜、菜花、西兰花、芥蓝、苋菜、蒜苗、豌豆苗、苦瓜等，含量较多的水果有柑橘、柠檬、柚子、草莓、鲜枣、山楂、猕猴桃等。某些野果如刺梨、沙棘和酸枣中维生素 C 的含量也很丰富。

（3）0 ～ 3 岁婴幼儿膳食推荐摄入量（RNI）或适宜摄入量（AI）：6 个月以内为 40mg/d（AI），6 个月至 1 岁为 40mg/d（AI），1 ～ 3 岁为 40mg/d（AI）。

其他人体所需要的维生素的主要生理功能、主要食物来源和 0 ～ 3 岁婴幼儿推荐摄入量（RNI）或适宜摄入量（AI）见表 1–3。

表 1–3　其他维生素的主要生理功能、主要食物来源和 0 ～ 3 岁婴幼儿推荐摄入量或适宜摄入量

脂溶性维生素	主要生理功能	主要食物来源	0 ～ 3 岁婴幼儿推荐摄入量（RNI）或适宜摄入量（AI）
维生素 E（生育酚）	抗氧化；预防动脉粥样硬化和心血管疾病；提高机体免疫力，预防和延缓衰老，抑制肿瘤的发生；维持动物的生殖功能。早产儿可能存在维生素 E 缺乏风险	植物油、麦胚、坚果、豆类和谷类中含量丰富	6 个月以内：3mg α–TE/d（AI） 6 个月至 1 岁：4mg α–TE/d（AI） 1 ～ 3 岁：6mg α–TE/d（AI）
维生素 K（维生素 K₁ 又称叶绿醌，维生素 K₂ 又称甲萘醌）	调节凝血蛋白质的合成；调节骨组织钙化和形成；参与调节大脑中与鞘脂代谢有关的酶以及其他酶系统；还在与年龄有关的骨质流失、心血管病和炎症的调节中起作用	维生素 K₁ 广泛分布于动、植物性食物中，如菠菜等绿叶蔬菜、鱼肝油、动物肝脏、蛋黄等，肠内细菌可合成维生素 K₂	6 个月以内：2μg/d（AI） 6 个月至 1 岁：10μg/d（AI） 1 ～ 3 岁：30μg/d（AI）
水溶性维生素	主要生理功能	主要食物来源	0 ～ 3 岁婴幼儿推荐摄入量（RNI）或适宜摄入量（AI）
烟酸（尼克酸维生素，PP、抗癞皮病因子）	是辅酶Ⅰ和Ⅱ的组成成分，参与体内生物氧化与能量代谢；构成葡萄糖耐量因子，是一种对多种疾病有很大潜力的强大细胞保护剂，对阿尔茨海默病、帕金森病、糖尿病、癌症和缺血性脑病可能有影响	烟酸广泛存在于各种动、植物性食物中，在肝、肾、瘦肉、鱼及坚果中含量丰富；乳和蛋中的烟酸含量低，但是色氨酸含量较高，色氨酸在体内可以转化为烟酸	6 个月以内：2mg NE/d（AI） 6 个月至 1 岁：3mg NE/d（AI） 1 ～ 3 岁：6mg NE/（AI）
维生素 B₆（吡哆醛、吡哆醇、吡哆胺）	维生素 B₆ 在体内被磷酸化可以形成 3 种活性辅酶形式，其中磷酸吡哆醛（PLP）是多种酶的辅酶，参与体内氨基酸、糖原、脂肪和一碳代谢，也参与内分泌腺功能的调节、辅酶 A 的形成，在维持机体免疫功能方面发挥作用	广泛存在于各种食物中，含量高的食物为白色肉类（如禽肉、鱼肉）、全谷类（特别是小麦），其次为肝脏、豆类、坚果类、蛋黄、水果、蔬菜等	6 个月以内：0.2mg/d（AI） 6 个月至 1 岁：0.4mg/d（AI） 1 ～ 3 岁：0.6mg/d（AI）

续表

水溶性维生素	主要生理功能	主要食物来源	0～3岁婴幼儿推荐摄入量（RNI）或适宜摄入量（AI）
维生素 B_2（氰钴胺素）	在体内以两种辅酶形式即甲钴胺素（甲基 B_{12}）和脱氧腺苷钴胺素（辅酶 B_{12}）发挥生理作用，参与体内的生化反应。缺乏时可导致高同型半胱氨酸血症和巨幼红细胞性贫血（恶性贫血），还会影响脂肪酸的正常合成，导致维生素缺乏引起的神经疾患	主要来源于动物性食物，如动物肝、肾、肉类以及蛤类、鱼类、蛋类	6个月以内：0.3μg/d（AI） 6个月至1岁：0.6μg/d（AI） 1～3岁：1.0μg/d（AI）
叶酸（蝶酰谷氨酸）	叶酸的活性形式是四氢叶酸，是体内生化反应中一碳单位转移酶系的辅酶，起着一碳单位传递体的作用，对于细胞分裂和组织生长具有极其重要的作用。缺乏时可引起巨幼红细胞性贫血、高同型半胱氨酸血症、孕妇先兆子痫、胎盘早剥等，孕早期缺乏可引起胎儿神经管畸形	广泛存在于各种动、植物性食物中，如绿叶蔬菜、水果、酵母、肝、肾、肉类、鸡蛋、豆类等	6个月以内：65μg DFE/d（AI） 6个月至1岁：100μg DFE/d（AI） 1～3岁：160μg DFE/d（AI）
胆碱	促进脑发育和提高记忆力，保证信息传递，调控细胞凋亡，构成生物膜，促进脂肪代谢，促进体内转甲基代谢，降低血清胆固醇	广泛存在于各种食物中，特别是肝脏、花生、蔬菜中含量较高	6个月以内：120mg/d（AI） 6个月至1岁：150mg/d（AI） 1～3岁：200mg/d（AI）
生物素（维生素H、辅酶R）	在脱羧、羧化反应和脱氨反应中起辅酶作用，缺乏时，6个月以下婴儿可出现脂溢性皮炎	广泛存在于天然食物中，干酪、肝、大豆粉中最为丰富，其次为蛋类	6个月以内：5μg/d（AI） 6个月至1岁：9μg/d（AI） 1～3岁：17μg/d（AI）
泛酸（维生素 B_3）	在体内转变成辅酶A（CoA）或酰基载体蛋白（ACP），参与糖、脂肪、蛋白质和能量代谢，提高机体的抗病能力	在食物中几乎无所不在，其中动物内脏、牛肉、猪肉、未经精加工的谷类、豆类、坚果、啤酒酵母、蜂王浆、蘑菇、绿叶蔬菜等含量丰富	6个月以内：1.7mg/d（AI） 6个月至1岁：1.9mg/d（AI） 1～3岁：2.1mg/d（AI）

注：α-TE 为 α-生育酚当量。NE 为烟酸当量。DFE 为叶酸当量。

三、水

水在人体中含量最多，是维持生命活动最基本的物质。如果一个人断食而只饮水，可以生存数周；如果既断食又断水，则只能生存数日。人断食至所有体脂和组织蛋白质消耗至 50% 时才会死亡，而断水至失去全身水分的 10% 就可能死亡。由此可见，水对于生命至关重要。

（一）生理功能

1. 构成细胞、体液的重要成分

总体水（体液总量）可因年龄、性别和体型的胖瘦而存在个体差异。新生儿总体水最多，约占体重的80%；婴幼儿次之，约占体重的70%；随着年龄的增长，总体水逐渐减少。总体水还随机体脂肪含量的增多而减少，因为脂肪组织的含水量较少，仅为10%～30%，而肌肉组织的含水量最多，可达75%～80%。

水在人体内主要分布于细胞内和细胞外。细胞内液约占总体水的2/3，细胞外液约占总体水的1/3。各组织器官含水量相差很大，以血液中含水量最多，可达80%以上。

2. 参与人体内物质的运输与代谢

水是体内一切生理过程中生物化学变化必不可少的介质。水具有很强的溶解能力和电离能力，可使水溶性物质以溶解状态和电解质离子状态存在，甚至一些脂肪和蛋白质也能在适当的条件下溶解于水中，构成乳浊液或胶体溶液。水具有较大的流动性，可作为体内许多物质的载体，在消化、吸收循环、排泄过程中，可加速协助营养物质的运送和废物的排泄，使人体新陈代谢和生理化学反应得以顺利进行。水不仅是体内许多生化反应的媒介，参与细胞代谢，而且水本身也可作为反应物参与体内氧化、还原、合成、分解等化学反应。

3. 调节体温

水的比热高，1g水升高或降低1℃需要4.2J的热量，在代谢过程中产生的热量可以被水吸收，有利于维持体温的恒定；水的蒸发热大，在37℃体温的条件下，蒸发1g水可带走2.4kJ的热量。因此在高温下，通过出汗可以借助皮肤散发体热，以保持体温恒定。水的导热性强，可以使体内各组织器官间的温度趋于一致。

4. 润滑

体内关节、韧带、肌肉、膜等处的活动，都由水作为润滑剂。水的黏度小，可使体内摩擦部位润滑，减少体内脏器的摩擦，防止损伤，并可使器官运动灵活。

5. 维持良好的消化吸收功能

消化腺分泌的消化液如唾液、胃液、肠液、胰液和胆汁，含水量高达90%，因此饮水充足有利于消化液的产生，维持机体正常的消化吸收功能。

水摄入不足或因腹泻、呕吐、排汗过多或发热等造成机体水丢失增加，均可导致机体发生水缺乏，严重时可导致脱水。根据水与电解质丧失比例的不同，脱水分为3类，即高渗性脱水、低渗性脱水和等渗性脱水。

高渗性脱水又称原发性脱水或伴有细胞外液减少的高钠血症，其特征是失水多于失钠，导致细胞外液渗透压增高，严重时可导致脱水热与脑细胞脱水。脱水热是由于皮肤及汗腺细胞脱水，汗腺分泌汗液及皮肤蒸发水减少，散热受影响导致体温升高，这在体温调节能力较差的婴幼儿中较常见。脑细胞脱水可引起中枢神经系统功能障碍的症状，如嗜睡、肌肉抽搐、昏迷，甚至导致死亡。

低渗性脱水又称继发性脱水或伴有细胞外液减少的低钠血症，其特征是失钠多于失水，引起细胞外液渗透压降低。由于细胞外液减少，血浆容量也就减少，使血液浓缩，血浆胶体渗透压升高，导致组织间液进入血管补充血容量，结果组织间液减少更为明显，故患者皮肤弹性降低、眼窝及婴儿囟门凹陷，出现明显的脱水貌。

等渗性脱水又称混合性脱水或血钠浓度正常的细胞外液减少，其特征是水与钠成比例地丢失，轻症以失盐的表现为主，如厌食、恶心、口渴、尿少、口腔黏膜干燥、眼窝凹陷和皮肤弹性下降等，重症主要表现为外周循环衰竭。

（二）人体水平衡的调节

人体需要通过饮水、摄取食物从外界吸收水分，同时体内的碳水化合物、脂肪、蛋白质代谢时也产生代谢水。体内水的排出以经肾脏为主，约占60%，其次经肺、皮肤和粪便排出。人体吸收的水与排出的水应保持动态的平衡。机体水平衡的调节通过两种途径实现，即通过中枢神经系统控制水的摄入和通过肾脏控制水的排出。

机体水丢失过多时，细胞外液中的电解质，尤其是钠的浓度增加，使唾液中的水吸收增加，产生口干、口渴和想喝水的感觉。同样，血中钠浓度增加，刺激下丘脑产生一种渴感刺激物，并促进垂体分泌抗利尿激素（antidiuretic hormone，ADH），ADH可促进肾对水的重吸收，减少通过肾排出的水量，血中钠浓度增加1%即可引起口渴和ADH的分泌。

此外，体内水分丢失过多时，会引起血液容积和血压下降，血压降低可刺激肾细胞产生肾素，肾素进而激活血液中的血管紧张素原使之形成血管紧张素。血管紧张素是一种很强的血管收缩剂，使血管收缩、血压升高，并可刺激肾上腺分泌肾上腺皮质激素，从而减少钠和水的排出量。

相反，如果人体摄入的水超过需要，则细胞外液中的电解质浓度下降，此种情况下不会产生口渴的感觉，同样也不会刺激ADH的分泌，肾对水的重吸收会相应下降，以增加水从尿中的排出量。

（三）科学饮水

人体对水的需求量主要受代谢情况、性别、年龄、体力活动、温度、膳食等因素的影响，故水的需求量变化较大。对于婴幼儿来说，要做到科学饮水，需要从以下4个方面进行。

1. 明确婴幼儿每日所需水量

婴幼儿每日所需水量与热量消耗成正比。由于婴幼儿体表面积大，身体中水分的百分比和代谢率较高，肾脏对调节因生长所需摄入高蛋白时的溶质负荷的能力有限，易发生严重缺水，因此，婴幼儿水的需求量以每日1.5mL/4.184kJ为宜。《中国居民膳食营养素参考摄入量速查手册（2023版）》中推荐的0～3岁婴幼儿水的适宜摄入量（AI）见表1-4。

表 1-4 0 ~ 3 岁婴幼儿水的适宜摄入量（AI）

月龄	饮水量^a/（L/d）	饮水量^b/（L/d）
0 ~ 6	—[c]	0.7[d]
6 ~ 12	—	0.9
12 ~ 36	—	1.3

注：[a] 表示温和气候条件下，轻身体活动水平；如果在高温或进行中等以上身体活动时，应适当增加摄入量；[b] 表示总摄入量包括食物中的水及饮水中的水；[c] 表示未制定参考值者用"—"表示；[d] 表示来自母乳。

2. 选择安全的饮用水

我国《生活饮用水卫生标准（GB5749—2022）》于 2022 年 3 月 15 日发布，于 2023 年 4 月 1 日正式实施。标准中规定，生活饮用水的水质应符合下列基本要求，以保证用户的饮水安全。

（1）生活饮用水中不应含有病原微生物。

（2）生活饮用水中化学物质不应危害人体健康。

（3）生活饮用水中放射性物质不应危害人体健康。

（4）生活饮用水感官性状良好。

（5）生活饮用水应经消毒处理。

白开水是目前认为最符合人体需要的饮用水，清洁无菌。饮用水经煮沸后，水质和水硬度得到了改善，并保存了适量矿物质，是最经济的健康饮品。白开水不含卡路里，不用消化就能被人体直接吸收利用。

3. 合理安排饮水时间

一般情况下，6 个月内母乳喂养的婴儿不需要额外补充水分。7 ~ 12 月龄的婴儿每天约有 540mL 的水来自母乳或配方奶粉，另有约 360mL 的水就需要从辅食和饮水中摄取了。1 ~ 3 岁的幼儿每天约有 500mL 的水来自母乳或配方奶粉，另约有 500mL 水来自一日三餐，剩下约 300mL 水就需要喝水来补充。

建议婴幼儿喝水的时间可以安排在起床后、两餐之间、运动后、洗澡前、吃完辅食后，每次的饮水量没有标准，看婴幼儿的情况，10 ~ 30mL 均可，但需要注意吃完辅食后水量不需要太多，喝两口起到清洁口腔的作用即可，太多的水会让婴幼儿肚子不舒服。

4. 帮助婴幼儿养成正确的饮水习惯

在家庭和托育机构，可以采取以下方式帮助婴幼儿养成正确的饮水习惯。

（1）让婴幼儿在拟人游戏中养成爱喝水的习惯：例如小汽车的游戏结束后，可以引导婴幼儿："小汽车需要加油了！"然后，自然地引入喝水环节。

（2）儿歌故事法：利用儿歌如《小水滴》或者故事如《小水滴旅行记》引起婴幼儿喝水的兴趣，激发婴幼儿喝水的欲望。

（3）选用婴幼儿喜欢的吸管杯或鸭嘴杯饮水：婴幼儿抱着自己喜欢的水杯，既有安全感，又保证了充足的饮水。

（4）鼓励表扬法：婴幼儿按时足量饮水时，给予其鼓励表扬，有助于强化婴幼儿正确的饮水行为，最终形成自觉饮水的习惯。

知识链接

肠道的好朋友：益生菌

益生菌是一类定植于人体肠道、生殖系统内，能产生确切健康功效从而改善宿主微生态平衡、发挥对肠道有益作用的活性有益微生物的总称。人体、动物体内有益的细菌或真菌主要有酪酸菌、乳酸菌、双歧杆菌、嗜酸乳杆菌、放线菌、酵母菌等。

一、婴幼儿肠道菌群的来源

母亲的产道中存在各种各样的细菌，婴儿在娩出的过程中会通过吞咽使部分益生菌进入体内，剖宫产的婴儿则不会接触到母亲产道中的益生菌。

母乳里有专门促进优势菌群双歧杆菌大量繁衍的营养成分和免疫因子，帮助婴儿形成良好的免疫系统和代谢系统。因此，相比人工喂养的婴儿，母乳喂养的婴儿肠道内益生菌的数量普遍比较多，免疫功能也较好。哺乳是婴儿体内正常菌群发展的重要途径。如果婴幼儿肠道菌群紊乱，很容易引起过敏、便秘、腹泻、食欲减退、失眠、焦虑等症状。

二、益生菌对婴幼儿健康的作用

1. 预防和治疗婴幼儿腹泻

腹泻是婴幼儿时期常见的疾病，其中轮状病毒是婴幼儿腹泻的主要病因。多项针对益生菌治疗轮状病毒性腹泻的研究取得了良好效果。

2. 预防和治疗婴幼儿便秘

婴幼儿便秘是临床上十分常见的症状，其中，功能性便秘约占90%，可出现食欲减退、腹痛、腹胀等症状，长期便秘将影响婴幼儿的生活质量。益生菌可产生有机酸，降低肠道 pH 值，促进肠道蠕动，从而防止便秘的产生。

3. 对婴幼儿乳糖不耐受的作用

乳糖不耐受是指人体因缺乏乳糖酶而无法水解食物中的乳糖，使乳糖被肠道中的细菌分解，产生大量气体，出现腹泻、腹痛、腹胀等症状的临床综合征。益生菌可通过产生乳糖酶或激活体内乳糖酶的活性，从而治疗和缓解乳糖不耐受。

4. 减少抗生素的影响

抗生素在儿科中应用广泛，然而抗生素在杀灭有害菌的同时也会杀灭肠道中的有益菌，引起肠道菌群失调，从而产生腹泻等不良胃肠道反应。婴幼儿由于其肠道菌群仍处于建立阶段，更容易受到抗生素的影响，腹泻的发生率也更高。

5. 预防和治疗呼吸道感染

益生菌通过促进分泌型免疫球蛋白 A（SIgA）的分泌，提高婴幼儿呼吸道抗感染的能力，从而降低发病率。

第三节　婴幼儿科学喂养原则

一、分阶段喂养原则

婴幼儿期是儿童体格发育的重要时期，该阶段体格发育不良不仅会严重危害婴幼儿的身心健康，增高患病率和死亡率，从远期上还会影响儿童的智力发育水平，导致其生活能力和学习能力下降，增加青少年乃至成年后患肥胖、心血管疾病、糖尿病以及高血压等慢性病的风险，给家庭、社会和国家带来沉重的经济负担。不同喂养方式的婴幼儿具有不同的体重增长模式，可能主要与母乳和配方奶粉在组成成分和喂养行为方面存在差异有关。母乳中各营养成分随着婴幼儿的生长而不断变化，故不同月龄的婴幼儿在饮食上应进行相应的调整。

（一）0～6个月纯母乳喂养

在这个阶段，婴儿应该纯母乳喂养，不需要添加任何辅食。母乳是婴幼儿最天然、最营养的食物，能够满足婴幼儿的所有营养需求。

（二）6～12个月辅食添加

在6个月后，婴儿可以开始添加辅食。辅食应该逐渐引入，从单一食物开始，逐渐增加食物的种类和数量。同时，母乳或配方奶仍然是主要的营养来源。

（三）1～3岁均衡饮食

在这个阶段，幼儿应该逐渐过渡到均衡饮食。他们应该摄入各种食物，包括蔬菜、水果、谷物、肉类、豆类、蛋类和健康的脂肪。同时，他们仍然需要喝母乳或配方奶，但奶类不再是主要的营养来源。

（四）3岁以上正常饮食

在3岁后，幼儿应该逐渐过渡到正常饮食。他们应该摄入各种食物，包括蔬菜、水果、谷物、肉类、豆类、蛋类和健康的脂肪。在这个阶段，照护者应该鼓励孩子自己吃饭，培养良好的饮食习惯。

分阶段喂养原则是根据婴幼儿的年龄和生长发育情况制订不同的喂养方案。在每个阶段，照护者都应该关注孩子的营养需求，提供合适的食物和饮品，确保孩子获得足够的营养和能量。

二、营养充足原则

（一）概念

营养充足是指每天摄入足够的热量和各种营养素，包括蛋白质、脂肪、碳水化合物、膳食纤维、维生素、无机盐和水。这些营养素存在于粮食、蛋类、肉类、奶类、豆类以及蔬菜和水果等食物中。

因此，应向婴幼儿提供充足的能量、蛋白质和微量营养素等，以满足其发育的营养所需。其涉及奶量的问题，钙的供应，铁、锌、维生素 A、维生素 C 的供应，辅食添加的顺序及性状。

（二）建议及方法

营养充足原则是确保婴幼儿获得足够营养的重要原则，可参考以下建议。

1. 多样化食物选择

多样化食物选择为婴幼儿提供各种食物，包括蔬菜、水果、全谷物、蛋白质来源（如鱼、禽肉、豆类和坚果）以及低脂乳制品。多样化的食物选择有助于确保获得各种必需的营养素。

2. 平衡膳食

合理搭配各种食物，确保摄入适量的营养素。控制主食、蛋白质和脂肪的比例，同时增加蔬菜和水果的摄入量。合理的膳食平衡有助于控制体重，维持正常的血糖和血脂水平，降低慢性疾病的风险。

3. 控制食物摄入量

根据婴幼儿的能量需求，合理控制餐前食物的量和进食速度。在用餐过程中，注意孩子的饱腹感，并尽量避免过度进食。控制食物摄入量有助于维持健康的体重，并预防肥胖和相关疾病。

4. 注重食物质量

选择新鲜、天然的食物，尽量避免加工食品和含有过多添加剂的食品。选择有机食品和避免农药残留也是提高食物质量的重要措施。通过注重食物质量，可以确保获得高质量的营养，降低摄入有害物质的风险。

5. 合理饮水

根据婴幼儿的年龄、性别、体重和活动水平等因素，确保足够的水分摄入。饮水可以帮助消化、吸收营养，维持正常的体温和排泄废物。建议每天饮用充足的水，可选择饮用少量的新鲜果汁。

遵循营养充足原则需要为婴幼儿提供多样化、平衡、适量且高质量的食物和水。通过合理的饮食安排和良好的饮食习惯，可以确保婴幼儿获得足够的营养，促进其健康成长。

三、顺应喂养原则

（一）概念

顺应喂养建立在顺应养育模式的基础上，倡导照护者细心观察婴幼儿的需求，解读婴幼儿以动作、表情、声音等发出的各种信号，在明白婴幼儿所表达的意思后，照护者应做出及时、有针对性、恰当的反应，从而满足婴幼儿的需求。这种方法不仅关注食物的作用，还强调喂养过程中照护者和婴幼儿之间的互动。

（二）要求

照护者应负责准备安全、有营养的食物，并根据婴幼儿的需要及时提供；创造良好的进食环境；具体吃什么、吃多少，则由婴幼儿自主决定。

（三）方法

1. 视阶段定辅食时间

照护者应根据婴幼儿的年龄准备合适的辅食，并按照婴幼儿的生活习惯决定辅食喂养的适宜时间。

2. 识别信号

照护者应及时回应婴幼儿发出的饥饿或饱足的信号，及时提供或停止喂养。

3. 自由选择

照护者应允许婴幼儿在准备好的食物中挑选自己喜爱的食物。

4. 鼓励进食

照护者应允许并鼓励婴幼儿尝试自己进食。

思考题

一、单选题

1. 产能营养素是能量的主要来源，下列哪类营养素不属于产能营养素（　　　）。

　A. 脂肪　　　　　B. 蛋白质　　　　　　C. 水　　　　　　　　　D. 碳水化合物

2. 下列哪种食物不是膳食钙的主要来源（　　　）。

　A. 麦麸　　　　　B. 牛奶　　　　　　　C. 大豆　　　　　　　　D. 深绿色叶菜

3. 佝偻病的原因之一是缺乏以下哪种维生素（　　　）。

　A. 维生素 A　　　B. 维生素 B　　　　　C. 维生素 C　　　　　　D. 维生素 D

二、简答题

1. 婴幼儿的能量消耗主要包括哪几个方面？

2. 简述婴幼儿营养需求的特点。

参考答案

一、单选题

1.C　2.A　3.D

二、简答题

1. 婴幼儿的能量消耗主要包括 5 个方面：①基础代谢。②生长发育。③食物的热效应。④活动消耗。⑤排泄消耗。

2. 婴幼儿营养需求的特点为：婴幼儿期是快速生长发育的关键时期，他们的营养需求比成人高，并且对营养摄入的要求更为精细化。婴幼儿需要摄取充足的蛋白质、脂肪、维生素、矿物质等营养素，尤其对铁、钙等营养素有较高的需求量。同时，婴幼儿的胃容量有限，因此需要分次、分餐进行喂养，保证足够的营养供给。

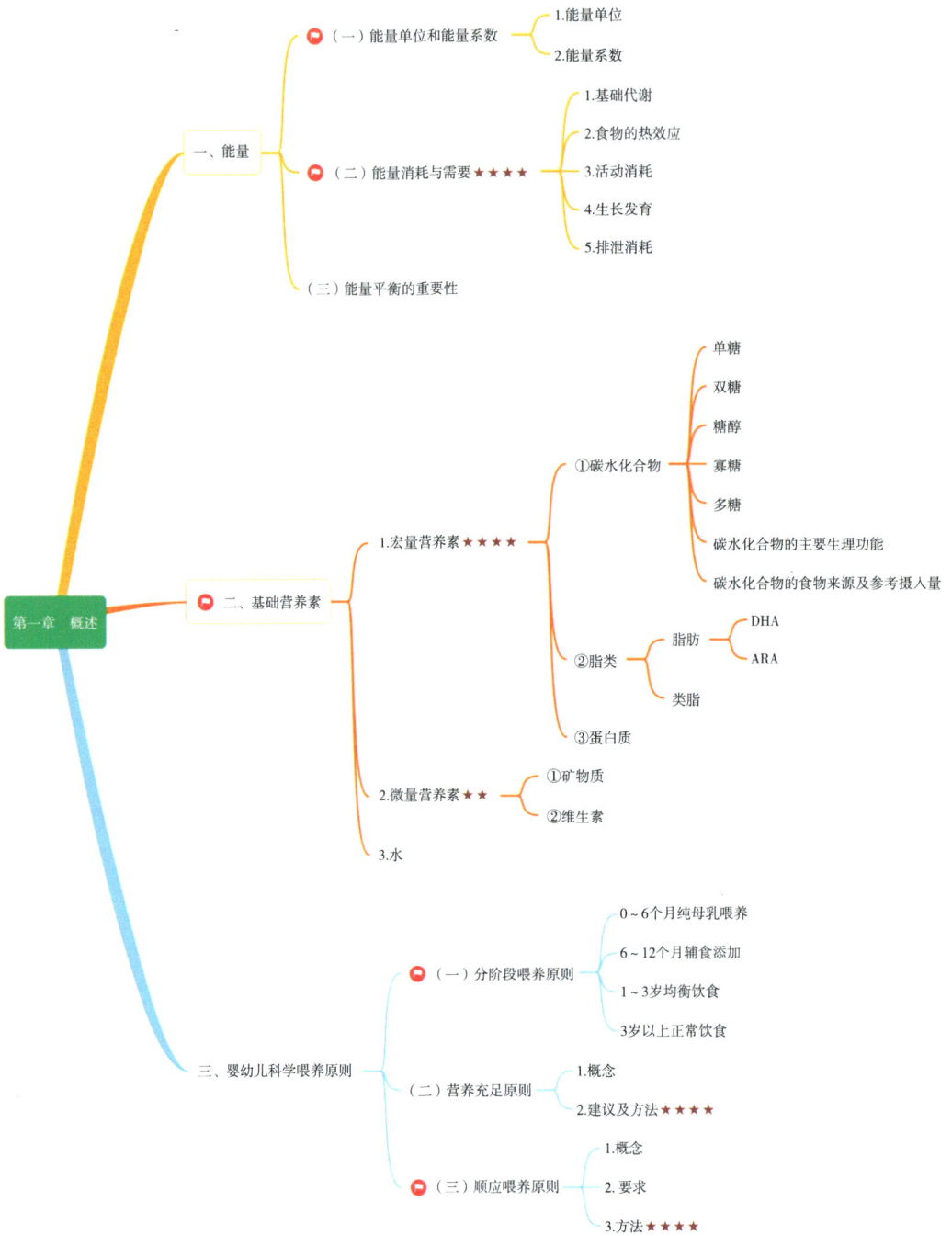

- 第一章 概述
  - 一、能量
    - (一) 能量单位和能量系数
      - 1.能量单位
      - 2.能量系数
    - (二) 能量消耗与需要 ★★★★
      - 1.基础代谢
      - 2.食物的热效应
      - 3.活动消耗
      - 4.生长发育
      - 5.排泄消耗
    - (三) 能量平衡的重要性
  - 二、基础营养素
    - 1.宏量营养素 ★★★★
      - ①碳水化合物
        - 单糖
        - 双糖
        - 糖醇
        - 寡糖
        - 多糖
        - 碳水化合物的主要生理功能
        - 碳水化合物的食物来源及参考摄入量
      - ②脂类
        - 脂肪
          - DHA
          - ARA
        - 类脂
      - ③蛋白质
    - 2.微量营养素 ★★
      - ①矿物质
      - ②维生素
    - 3.水
  - 三、婴幼儿科学喂养原则
    - (一) 分阶段喂养原则
      - 0~6个月纯母乳喂养
      - 6~12个月辅食添加
      - 1~3岁均衡饮食
      - 3岁以上正常饮食
    - (二) 营养充足原则
      - 1.概念
      - 2.建议及方法 ★★★★
    - (三) 顺应喂养原则
      - 1.概念
      - 2.要求
      - 3.方法 ★★★

第二章　0～6月龄婴幼儿营养与喂养

【学习目标】

知识目标：

1. 掌握0～6月龄婴幼儿的营养需求、食物选择。

2. 熟悉0～6月龄婴幼儿的母乳喂养、人工喂养、辅食添加。

3. 熟悉婴幼儿科学喂养的原则。

能力目标：

1. 能正确理解营养素及能量的基本概念及区别。

2. 能熟悉并掌握婴幼儿科学喂养的原则。

素质目标：

具有对婴幼儿的关爱与耐心，具有健康的心理素质和身体素质。

案例导入

　　小宝是一个健康可爱的婴儿，刚刚满一个月。他的爸爸妈妈作为新手父母，对如何给小宝提供最佳的营养和喂养感到有些困惑。他们咨询了儿科医生，并得知在0～6月龄期间，母乳是婴幼儿最佳的食物。由于小宝的妈妈母乳不足，无法给小宝提供充足的营养，故辅以配方奶粉喂养。但是，小宝的父母在配方奶粉的选购上出现了问题。

　　思考：如何根据婴幼儿的年龄段选择适合婴幼儿的配方奶粉？

第一节　0～6月龄婴幼儿营养需求

一、能量

　　0～6月龄的婴幼儿每日每千克体重所需的能量为90kcal。体重是衡量婴幼儿营养状况最为敏感的指标，其稳定性不如身高，容易受到疾病和膳食质量的影响。新生儿期虽然有暂时的生理性体重下降现象，但在出生后7～10天可以恢复到出生时的水平，出生后3～4个月时的体重约等于出生时体重的2倍。假如新生儿出生时体重为3kg，每日所需能量为270kcal，3～4个月时则体重达6kg，每日所需能量为540kcal。

二、蛋白质

蛋白质是婴儿身体及大脑发育的关键营养成分，也是构成母乳的主要营养成分之一。目前发现母乳中的蛋白质种类已超过 2500 多种，其中多种蛋白质具有重要的生物活性，可执行多种功能，如提供营养、促进营养物质的吸收、抗菌和调节免疫活性等。母乳蛋白质的含量随泌乳期的延长而变化，初乳蛋白质的浓度最高，3 ～ 4 个月泌乳期的母乳蛋白质浓度降低到 1.4 ～ 1.6g/100mL，6 个月泌乳期后蛋白质浓度减少至 0.7 ～ 0.8g/100mL。母乳中主要的蛋白质是乳清蛋白和酪蛋白：乳清蛋白在胃中呈液态，易消化；酪蛋白在胃中会凝结成块。初乳的乳清蛋白和酪蛋白的比例为 90∶10，过渡乳的比例为 65∶35，之后基本维持在 60∶40 左右。

（一）乳清蛋白

乳清蛋白占母乳蛋白质总量的 60% 左右，主要包括 α - 乳清蛋白（也被称为 α - 乳白蛋白）、乳铁蛋白和分泌型 IgA。其中 α - 乳清蛋白在母乳的乳清蛋白中占比最高，约为乳清蛋白总量的 36%。α - 乳清蛋白易于消化吸收，其消化分解过程中产生的肽类物质在上消化道发挥重要的生物作用。另外，由于 α - 乳清蛋白可在小肠中被完全分解，所以母乳喂养的婴儿粪便中基本检测不到 α - 乳清蛋白。α - 乳清蛋白水解成肽类后具有增强铁和锌吸收的作用。研究表明，α - 乳清蛋白可以促进婴儿对于锌离子的吸收。此外，α - 乳清蛋白还对肠道中有益菌群的增长有促进作用。

乳铁蛋白是一种铁结合蛋白，其在母乳中以与铁结合的不饱和形式存在。乳铁蛋白参与铁的转运，具有抗感染及神经保护等生物功能。而另一类重要的乳清蛋白——免疫球蛋白，在泌乳早期含量丰富，其主要的形式为分泌型 IgA，其次是分泌型 IgG。免疫球蛋白不仅对婴儿提供免疫保护作用，同时也能帮助婴幼儿免疫系统的完善。

（二）酪蛋白

酪蛋白占母乳蛋白质总量的 40% 左右，主要包括 β - 酪蛋白和 κ - 酪蛋白等。其中，β - 酪蛋白含量最高，占母乳中酪蛋白总量的 68%。β - 酪蛋白是婴儿重要的氨基酸来源，在婴儿肠道内被分解成相对分子质量更小的生物活性肽，持续发挥多种生物活性作用。β - 酪蛋白具有促进钙离子、铁离子吸收和免疫调节的功能。β - 酪蛋白中的苏氨酸或丝氨酸残基会被磷酸化，这些磷酸化的氨基酸残基相互靠近时会与钙离子螯合，保持钙的可溶性，并促进钙离子在小肠的吸收。

（三）其他蛋白质

母乳中除了含有大量乳清蛋白和酪蛋白，还含有 1% ～ 4% 的乳脂球膜蛋白。研究发现，乳脂球膜蛋白主要包括黏液蛋白、乳凝集素和嗜乳脂蛋白。另外，母乳中还含有其他一些具有生物学功能的蛋白质，包括溶菌酶、骨桥蛋白、α1- 抗胰蛋白等。溶菌酶可以水解细菌细胞膜上的黏多糖，从而通过破坏细菌细胞膜而杀死细菌，起到抗菌的作用。骨桥蛋白是一种被高度糖基化和磷酸化的蛋白，能与整合蛋白受体相结合。骨桥蛋白参与细胞介导的免疫反应和抗炎反应。由于母乳中的骨桥蛋白在新生儿的胃液中被分解，因此骨桥蛋白主要在新生儿的上消化道发挥生物活性。此外，母乳中含有大量的α1-抗胰蛋白，它能抑制胰蛋白酶的活性，使一些特殊的母乳蛋白在小肠中保持活性结构并持续发挥生物活性。

三、碳水化合物及其衍生物

母乳中含有 6.5%~7.5% 的碳水化合物，目前大多数研究显示母乳中的碳水化合物含量在泌乳期各阶段变化不大，在成熟乳中含量基本稳定，其中最主要的成分是乳糖，含量约为 70g/L，与大脑的高能量需求相适应。

（一）碳水化合物

母乳中的碳水化合物以乳糖为主，另外还有游离的葡萄糖、半乳糖等。乳糖是婴儿主要的能量来源，它能为婴儿提供生长发育所需的热能。乳糖对婴儿的胃肠道功能有调节作用，可以促进肠道内有益菌群的生长，抑制腐败菌的繁殖，从而维持肠道健康。乳糖能促进婴儿对钙、铁、锌等矿物质的吸收和利用，有利于骨骼和牙齿的发育。此外，乳糖还能促进婴儿大脑的发育，提高神经组织的兴奋性，有助于婴儿智力的发展。

（二）碳水化合物的衍生物

1.低聚糖

母乳低聚糖是母乳中碳水化合物的重要组成部分。产后 4 天的母乳中低聚糖平均含量为 20.9g/L，成熟乳中的平均含量为 12.9g/L。母乳中的低聚糖在婴儿体内起到益生元样的作用（如促进益生菌的生长），是母乳喂养婴儿早期获得良好肠道微生态（以双歧杆菌为主的肠道菌群）以及免疫功能平衡发展的主要因素，在预防新生儿腹泻和呼吸道感染方面发挥着重要作用。此外，母乳低聚糖作为免疫调节剂，可以改善肠道环境，调节肠上皮细胞反应，诱导细胞分化与凋亡，以及调节机体免疫应答。

2.唾液酸

唾液酸是一类含 9 个碳原子的羧基化单糖酰化衍生物的总称，最初从下颌下腺分泌的黏蛋白中分离出来，并由此命名为唾液酸。唾液酸在婴儿体内通常以糖复合物的形式存在，参与神经细胞增殖、神经元分化和突触形成等过程，尤其是在大脑灰质中含量很高。

四、脂类

母乳中含有 3%~5% 的脂类，这些脂类提供了婴儿生长发育所需的膳食来源能量的一半左右。大部分母乳脂类以脂肪球的形式存在，脂肪球的结构是由磷脂、胆固醇等组成的外膜包裹着层状排列的甘油三酯。母乳中的脂类主要为甘油三酯（98%），其他的为类脂，包括磷脂、糖脂、固醇和类固醇化合物等。母乳中脂类含量变化很大，随着泌乳期的延长，脂类含量会逐渐升高。不同地域、不同个体间的脂类含量也存在差异。一些研究通过分析欧洲、非洲和亚洲不同国家的母乳成分，发现母乳中的脂类含量在不同个体之间存在差异，即使在同一个国家不同区域的人群，其母乳中的脂类成分也存在差异。

（一）脂肪酸

母乳脂类中含量最多的甘油三酯含有多种不同碳链长度的脂肪酸。棕榈酸是母乳中最重要的饱和脂肪酸，是婴儿早期最重要的营养来源之一。母乳中的棕榈酸大多结合甘油三酯骨架的 SN-2 位，具有独特的化学性质。国外研究发现，母乳中的 SN-2 棕榈酸甘油三酯结构有助于降低肠道游离棕榈酸含量，也相应调节了因游离棕榈酸与钙结合而影响的脂肪酸和钙的正常吸收，同时也有助于钙的吸收，进而促进婴儿的骨骼健康。

（二）类脂

1. 磷脂

磷脂占母乳脂类的 0.5%～1%，虽然占总脂类的比例小，但对婴儿的生长发育有着非常重要的作用。磷脂不是一种单体成分，而是一种复杂的混合物，分为鞘磷脂（SM）、磷脂酰胆碱（PC）、磷脂酰乙醇胺（PE）、磷脂酰肌醇（PI）和磷脂酰丝氨酸（PS）。磷脂的成分随泌乳时间和乳母的营养状况等因素而变化。

2. 乳脂球膜

母乳中的脂肪以脂肪球的形式存在，包裹脂肪球的膜结构称为乳脂球膜（milk fat globule membrane，MFGM）。乳脂球膜的厚度为 10～20nm，主要成分为磷脂和特异性蛋白质，二者占乳脂球膜干重的 90% 以上。乳脂球膜中的磷脂主要包括甘油磷脂和鞘磷脂等极性脂类，同时还含有 200 多种蛋白质，如高度糖基化的特异性蛋白质等。此外，乳脂球膜中还含有胆固醇、酶和其他的微量成分。并且，研究显示使用含乳脂球膜的配方奶喂养的婴儿，其认知功能评分显著优于普通配方奶，而与母乳组无显著差异。由此可见，乳脂球膜对提高婴儿认知能力、改善代谢、降低感染性疾病的发病率等均具有重要作用。

五、易缺乏的矿物质

钙的适宜摄入量为 200mg/d（AI），母乳喂养的婴幼儿不需额外补充。铁的适宜摄入量为 0.3mg/d（AI），碘的适宜摄入量为 85μg/d（AI），锌的适宜摄入量为 2.0mg/d（AI）。

六、易缺乏的维生素

维生素 A 的适宜摄入量为 300μgRAE/d（AI），维生素 D 的适宜摄入量为 10μg/d（AI），维生素 C 的适宜摄入量为 40mg/d（AI）。

第二节 0～6月龄婴幼儿的食物选择及喂养

一、母乳喂养

世界卫生组织（WHO）建议，6个月以下的婴儿需要纯母乳喂养。

纯母乳喂养指除给母乳外不给孩子其他食品及饮料，包括水，但允许药物、维生素、矿物质滴剂的使用，是确保儿童健康和生存的最有效方法之一。母乳是婴儿的理想食物，安全、清洁且含有助于预防许多常见儿童疾病的抗体。母乳能提供婴儿出生后最初几个月所需的所有能量和营养，在婴儿出生后第一年的后半年，母乳可满足一半或一半以上的婴儿营养需求，在第二年则可满足1/3的营养需求。

（一）产后不同时期所泌乳汁（图2-1）

1. 初乳

产后7天所分泌的乳汁称为初乳。初乳量少，每天10～40mL，色黄质略稠，蛋白质量高，含有大量的抗体，主要为分泌型免疫球蛋白A（SIgA）和补体，另外维生素A、牛磺酸和矿物质的含量丰富，对新生儿的生长发育和抗感染力十分重要。

2. 过渡乳

产后7～14天的乳汁称为过渡乳。过渡乳是初乳和成熟乳的过渡时期，通常会维持4～5周，外观呈现乳白色、黏稠状，量有所增加，脂肪含量高，蛋白质和矿物质含量逐渐减少，乳铁蛋白和溶菌酶含量保持稳定水平，IgA、免疫球蛋白G（IgG）、免疫球蛋白M（IgM）和补体3（C3）、补体4（C4）含量则迅速下降。

3. 成熟乳

产后14天所分泌的乳汁称为成熟乳，实际上要到30天左右才趋稳定。成熟乳的水分、乳糖等物质含量高，且混有维生素、矿物质、脂肪等多种营养成分，外观表现为纯白色液体状，但实际外观特征因人而异。

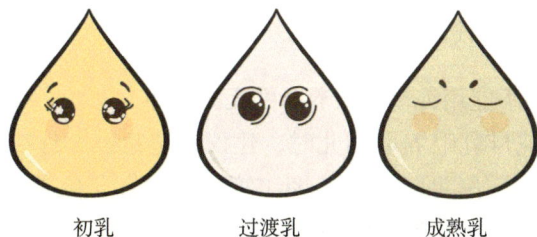

初乳　　　　过渡乳　　　　成熟乳

图2-1 产后不同时期所泌乳汁

（二）母乳喂养的优点

1. 母乳营养丰富，比例适当，易于消化吸收。
2. 母乳缓冲力小，对胃酸的中和作用弱，有利于食物消化。

3. 母乳所含的优质蛋白质、必需氨基酸及乳糖较多，有利于婴幼儿的发育。

4. 母乳含有增进婴幼儿免疫力的物质。

5. 乳量随婴幼儿的生长而增加，温度及泌乳速度也较合宜，简便又经济。

6. 母乳喂养有利于促进母子感情，密切观察变化，随时照顾护理。

7. 母乳喂养可刺激母亲子宫收缩，促使早日恢复。

8. 母乳喂养可预防母亲乳腺癌、卵巢癌的发生。

（三）母乳喂养的注意事项

1. 母乳喂养应顺应婴幼儿胃肠道成熟和生长发育过程，从按需喂养模式向规律喂养模式递进。

2. 婴幼儿饥饿是按需喂养的基础，饥饿引起哭闹时应及时喂哺，不要强求喂奶次数和时间，特别是 3 月龄以前。

3. 婴幼儿出生后 2 ~ 4 周基本建立进食规律，应明确感知其进食规律的时间信息。

4. 随着月龄的增加，婴幼儿的胃容量逐渐增加，单次摄乳量也随之增加，喂辅间隔（指给婴幼儿喂养辅食和喂奶之间的时间间隔。喂辅间隔的具体时间会根据婴幼儿的年龄、食量、消化功能以及辅食的种类和量等因素而有所不同）则会相应延长，喂奶次数减少，逐渐建立规律喂养辅食的良好饮食习惯。

5. 婴幼儿哭闹明显不符合平日进食规律，应首先排除非饥饿原因如胃肠不适，及时就医。

6. 母乳中维生素含量低，婴幼儿不能通过母乳获得足量的维生素 D，适宜的阳光照射会促进皮肤中维生素 D 的合成。鉴于养育方式的限制，阳光照射可能不是 6 月龄内婴幼儿获得维生素 D 的最方便途径，婴幼儿出生后数日应开始每日补充维生素 D 10μg（400U）。

7. 纯母乳喂养能满足婴幼儿骨骼生长对钙的需求，不需额外补钙。

8. 推荐新生儿出生后补充维生素 K。特别是剖宫产新生儿，可肌内注射维生素 K 1mg。

（四）母乳喂养的替代品

婴幼儿配方奶粉是不能用纯母乳喂养时的无奈选择。

特殊情况不能用纯母乳喂养婴幼儿时，建议首选适合 6 月龄内婴幼儿的配方奶喂养，不宜直接用普通液态奶、成人奶粉、蛋白粉、豆奶粉等喂养婴幼儿。任何婴幼儿配方奶都不能与母乳相媲美，只能作为纯母乳喂养失败后的选择，或者 6 月龄后对母乳的补充。6 月龄前放弃母乳喂养而选择婴幼儿配方奶，对婴幼儿健康不利。

下列特殊情况，建议选用适合 6 月龄内婴幼儿的配方奶喂养：①婴幼儿：患半乳糖血症、苯丙酮尿症、严重母乳性高胆红素血症。②母亲：患有艾滋病（HIV）和人类 T 淋巴细胞病毒感染、结核病、水痘 – 带状疱疹病毒、单纯疱疹病毒、巨细胞病毒、乙型肝炎和丙型肝炎病毒感染期间；滥用药物、大量饮用酒精和吸烟、使用某些药物、癌症治疗和密切接触放射性物质者；经过专业人员指导和各种努力后，乳汁分泌仍不足者。

（五）6月龄婴幼儿辅食添加要点

1. 辅食添加的益处

能够补充婴幼儿生长发育的能量需求以及训练婴幼儿的进食能力。

2. 婴幼儿添加辅食应该考虑6个方面因素

（1）进食次数：从每日一餐开始逐渐增加。

（2）进食的量：从每餐1～2勺开始。

（3）食物的质地：食物足够稠，挂勺不掉。

（4）食物的种类：很多家常食物都可以用来自制辅食。动物性食物营养丰富，如蛋黄泥、肉泥、肝泥；也可以尝试主食如大米、玉米糊、土豆泥；还可以尝试蔬菜和水果，如胡萝卜泥、南瓜泥、香蕉泥等。

（5）顺应喂养：耐心积极地鼓励婴幼儿进食，不可以强迫喂食，让婴幼儿用自己的盘子或碗吃饭，这样也能够比较清晰地看出婴幼儿吃了多少食物。

（6）良好的卫生：良好的卫生很重要，可以预防腹泻等疾病。

二、人工喂养

乳母因工作、学习、疾病等原因，实在没有办法用母乳喂养时，婴幼儿只能靠动物乳或其他代乳品喂养，叫作人工喂养。

人工喂养的代乳品很多，一般采用牛奶喂养，此外还有羊奶、豆浆、奶粉、代乳粉和奶粒等。人奶及牛奶、羊奶的营养成分如表2-1。

表2-1　人奶及牛奶、羊奶的营养成分（每100mL）

乳类	人奶	牛奶	羊奶
热量（kcal）	66.0	66.0	71.0
蛋白质（g）	1.2	3.5	3.8
乳铁蛋白（mg）	0.7	0.5	—
酪蛋白（mg）	0.5	3.0	—
脂肪（g）	3.5	3.5	4.1
碳水化合物（g）	7.5	4.8	5.8
钙（mg）	34.0	120.0	140.0
磷（mg）	15.0	90.0	106.0
铁（mg）	0.1	0.1	0.1
钠（mg）	15.0	58.0	
钾（mg）	55.0	138.0	

（一）牛奶

1. 与人奶相比，牛奶的不足

（1）牛奶中所含的蛋白质比人奶的高，特别是酪蛋白含量多，而酪蛋白所含的氨基酸不如人乳蛋白的丰富，遇胃酸形成的凝块较大，不容易消化。

（2）牛奶脂肪球较大，没有解脂酶，也比较难消化，而且含低级脂肪酸比较多，容易刺激肠道。

（3）牛奶中所含的碳水化合物比人奶少，必须加糖或淀粉类物质来补充，以提高热量供应量，并且防止婴幼儿便秘。

（4）牛奶中的矿物盐类较多，以磷酸盐为多。其钙磷比例对婴幼儿不适宜，不利于钙的吸收。近年来有出现因牛奶内盐分高而造成高钠血症的脱水现象。

（5）牛奶喂养的小儿其大便为淡黄色，呈硬膏状，有奶瓣，而人奶喂养者则为金黄色糊膏状，微酸，次数较多。

根据牛奶的特征属性，在喂养时应加以补充，使它更适合婴幼儿的需要。因此，在用牛奶喂养婴幼儿时，应加以科学地稀释和调配。

2. 牛奶的稀释和调配

牛奶不加以稀释，婴幼儿会出现消化不良、呕吐、溢奶、腹胀不适、腹泻或便秘等现象。一般认为，牛奶按以下方法稀释较好。粗略计算稀释方法为：

1个星期以内的婴幼儿，1份牛奶加2份水。

1个月以内的婴幼儿，1份牛奶加1份水。

2～3个月的婴幼儿，2份牛奶加1份水。

4～5个月的婴幼儿，全牛奶不必加水。

3. 牛奶用量的计算（表2-2）

表2-2　牛奶用量的计算

年龄	体重（kg）	每日奶量（mL）	加水量或米汤（mL）	糖量（平汤匙）	每日哺食次数（次）	每日数量（mL）
第1～2周	3.0	100～200	100～200	1½～2	7	30～70
第2～4周	3.5	200～350	150～250	2～2½	7	50～90
1个月	3.6	500	250	2½～3½	6～7	100～120
2个月	4.5	600	300	3½～4½	6	130
3个月	5.5	700	300	5～6	6	150
4个月	6.4	800	350	5～6	6	180
6个月	7.0	900～1000	0	4～5	5	200
7～12个月	7.5	1000	0	4～5	4	200

注：1平汤匙的糖重7～12g。

为了较为准确地估算人工喂养婴幼儿所需要牛奶的多少，介绍如下算法：

一般根据婴幼儿的体重计算较为准确。足月出生的婴幼儿，其体重一般为3.1～3.3kg，男孩比女孩略重。小儿体重可按下法计算：

1～6个月：体重（g）＝出生体重＋月龄×600

7～12个月：体重（g）＝出生体重＋月龄×500

1岁后：体重（kg）＝年龄＋8×2

计算体重之后，按每日每千克体重应需牛奶100mL，总量一般不超过750mL，超过750mL者就按750mL喂养。喂牛奶不宜加太多的糖，以防消化不良、腹胀和腹泻等现象的发生。一般可按每100mL牛奶加5～8g白糖计算，但每日加糖的总量不超过60g。

例如：一个5个月、体重为6kg的婴幼儿，人工用牛奶喂养时：

全日所需牛奶量：6×100=600（mL）

加糖：6×5=30（g）或6×8=48（g）

全日需总液体量：6×150=900（mL）

加水量：900–600=300（mL）

可按每日5次喂食，每次喂量：900÷5=180（mL）

4. 其他牛奶制品的用法

其他牛奶制品有奶粉、炼乳等。奶粉在制作过程中，某些营养素如维生素损失较多，所以说奶粉不如鲜奶好。奶粉易携带和保存，但用奶粉喂养时，可额外增加维生素、矿物质等营养成分。各年龄段每日每千克体重热量、水、蛋白质、脂肪、碳水化合物的需求量见表2–3，每日各种矿物质的需求量见表2–4，每日各种维生素的需求量见表2–5。

（1）奶粉的配制

1）容量计算配制法：1平匙奶粉＋3平匙水（即奶粉的体积与配置牛奶的体积比例为1:4），相当于牛奶。

2）重量计算配制法：10g奶粉＋70g水（1份重量的奶粉＋7份重量的水），即奶粉与配制牛奶的重量比例为1:8，调匀煮沸，相当于天然牛奶。

表2–3　各年龄段每日每千克体重总热量、水、蛋白质、脂肪、碳水化合物的需求量

年龄	总热量（cal）	水（mL）	蛋白质（g）	脂肪（g）	碳水化合物（g）
＜1岁	110	150	4～3.5	4.5～4	10～12
1～3岁	100	125	3.5～3	4～3.5	
4～6岁	90	100	3～2.5	3.5～2.5	
7～9岁	80	75	2.5～2	2.5～2	
10～12岁	70	75	2.5～2	2.5～2	
13～16岁	60	50	1.5～1	2.5～1.5	婴幼儿比儿童需求量较多
规律	每3岁减10cal	9岁以前每3岁减25mL	年龄越小需要越多	年龄越小需要越多	

续表

年龄	总热量（cal）	水（mL）	蛋白质（g）	脂肪（g）	碳水化合物（g）
占总热量 的比例			15% 1g→4kcal	35% 1g→9kcal	50% 1g→4kcal

表 2-4　各年龄段每日各种矿物质的需求量

年龄	矿物质的需求量					
	钙	铁	锌	磷	钠	钾
0～6个月	200～300mg	—	3mg	—	—	—
7～12个月	400～600mg	11mg	5mg	—	—	—
1～3岁	600mg	9mg	9mg	—	—	—

注：-表示无需额外补充，均衡饮食即可。

表 2-5　各年龄段每日各种维生素的需求量

年龄	维生素的需求量			
	维生素 A	维生素 D	维生素 C	维生素 E、维生素 K、 维生素 B 族
0～6个月	1500～2000U	400U/10μg	—	—
7～12个月	因个体而异	400U/10μg	50mg	—
1～3岁	1000～1333U	600U/15μg	—	—

注：-表示无需额外补充，均衡饮食即可。

（2）炼乳：炼乳是由鲜牛奶蒸发到它原来体积的 2/5，再加 40% 的蔗糖制成的。饮用时，只要加 1 倍的水便可变成原奶的浓度，但其中的糖量很高，不适宜喂养婴幼儿。如果把炼乳中的糖含量降至 10% 以下，就需要把炼乳稀释 4 倍，这样不能满足婴幼儿对营养素的要求。因此，炼乳并不是人工喂养婴幼儿的适宜奶制品。

（3）酸奶：酸奶有利于消化和吸收，所以可以用来喂养婴幼儿。酸奶可以自己制备，其方法是将 100mL 牛奶中加入 10% 乳酸 5mL（或枸橼酸粉 0.5g，或橘子汁 6mL，或柠檬汁 3mL）即成酸奶，但需在牛奶冷却后加酸调匀。

（二）豆浆

豆浆是单独或者同牛奶一起用来人工喂养婴幼儿的另一种较好的代乳品。

1. 制法

黄豆 0.5kg，加水 4kg，夏季浸 8 小时（放阴凉处），冬季需浸过夜。将过滤出的豆汁煮开 2 次，所得豆浆约为 3kg 时浓度较好。然后每千克豆浆加盐 1g，乳酸钙或骨粉 3g，淀粉 20g，糖 60g，妥善保存，供喂养用。

2. 用法

为了避免出现腹泻和其他消化不良的现象，开始使用时必须稀释，从小量开始，逐渐增加浓度和数量。但豆浆的营养成分不如牛奶，单纯用豆浆喂养时更应注意添加辅食，以补充营养成分的不足，尤其应补充维生素 A、维生素 D 和维生素 C 等。

（三）其他各种代乳品

人工喂养婴幼儿除了牛奶、豆浆之外，还可用代乳粉、代乳糕、奶糕、奶粉、怀山米粉、维钙香糕等。使用这些代乳品喂养婴幼儿时，应参照产品的使用说明。为了防止用代乳品喂养婴幼儿时发生消化不良和营养不足，也应将代乳品按具体情况进行稀释；同时添加辅助食物。有条件时应在这些代乳品中加入维生素 A、维生素 C 和维生素 D 等。

此外，在畜牧地区还可用羊奶、马奶作代乳品喂养婴幼儿。羊奶所含的蛋白质及脂肪与牛奶相似，蛋白质凝块较牛奶细而软，脂肪球的大小接近人奶，可和牛奶一样冲调喂养婴幼儿，不过长期吃羊奶容易出现贫血，需要添加维生素 B_{12}、叶酸。马奶脂肪含量低，适宜消化不良小儿的喂养。

三、婴幼儿配方奶粉

（一）概念

婴幼儿配方奶粉指以母乳为标准，以乳及乳制品、大豆及大豆制品为主要蛋白质来源，经过一定的配方设计和工艺处理而生产的用于喂养不同生长发育阶段和健康状况婴幼儿的食品。与普通奶粉相比，配方奶粉去除了部分酪蛋白，增加了乳清蛋白；去除了大部分饱和脂肪酸，加入了植物油，以增加不饱和脂肪酸的含量；加入了乳糖，使糖含量接近母乳；降低了矿物质含量，以减轻婴幼儿的肾脏负担；添加了微量元素、维生素、某些氨基酸或其他成分，使之更接近于母体成分。但是婴幼儿配方奶粉毕竟是代乳品，无法与母乳相媲美。

（二）选购指南

选购配方奶粉时要参考国家卫生健康委员会、国家市场监督管理总局联合发布的奶粉新国标《婴幼儿配方食品（GB 10765—2021）》《较大婴幼儿配方食品（GB 10766—2021）》《幼儿配方食品（GB 10767—2021）》及中国营养学会发布的《婴幼儿配方乳粉科学选购专家建议》（2022）。

1. 明确年龄段

0~4月龄：纯母乳喂养，可以偶尔用 1 段奶粉辅助。

4~6月龄：1 段奶粉（如果做不到母乳喂养），选择营养成分接近母乳配比者。最好选择易消化吸收的配方。

6~12月龄：2 段奶粉，要满足此年龄段的营养需求。

1 岁以后：3 段奶粉。

2. 根据婴幼儿的体质选择奶粉种类

过敏体质婴幼儿：如果婴幼儿是过敏体质，要选择蛋白质水解配方奶粉。蛋白质分解越细（蛋白质—短肽—氨基酸过程），越容易被吸收，价格也就越贵。

非过敏体质婴幼儿：如果婴幼儿是非过敏体质，普通配方奶粉喂养就可以，没必要选择水解蛋白的奶粉。

特殊情况婴幼儿：如果婴幼儿出现乳糖不耐受或其他特殊疾病，建议在医生或临床营养师的指导下，选择特殊医学用途婴幼儿配方食品。

早产儿：因为消化系统的发育较差，应选择早产儿奶粉。

缺铁的婴幼儿：可选择高铁奶粉。

3. 其他考虑因素

在购买婴幼儿配方奶粉时，需要考虑奶粉类型（以哪种原料为主）、国产还是进口、奶粉品牌、奶粉成分、制作工艺、生产日期和包装等，以确保为婴幼儿选到最适合的奶粉。同时，建议在购买前咨询医生或营养师。

（三）选购时的注意事项

在购买婴幼儿配方奶粉时，需要注意以下事项。

1. 选择正规渠道购买

确保从信誉良好的厂家和商家购买奶粉，避免买到假冒伪劣产品。

2. 关注生产日期和保质期

确保购买的奶粉是在保质期内，避免购买过期或即将过期的产品。

3. 了解奶粉的种类和适用年龄

不同年龄段的婴幼儿需要不同种类的奶粉，因此要根据婴幼儿的年龄选择适合的奶粉。

4. 注意奶粉的成分

查看奶粉的成分表，了解奶粉中是否含有婴幼儿需要的营养成分，以及是否含有过敏原等。

5. 试喝

在购买前可以试喝一下奶粉，了解奶粉的口感和质地，以确定其是否适合婴幼儿的口味偏好。

6. 注意包装和密封性

确保奶粉包装完好，没有漏气或破损，同时要注意密封性，避免奶粉受潮或污染。

7. 了解售后服务

了解商家的售后服务政策，以便在遇到问题时能够及时解决。

第三节 0～6月龄婴幼儿的营养健康

一、母乳喂养

（一）方法

1. 正确的姿势

母乳喂养时，妈妈应该选择舒适的姿势，将婴幼儿的头和身体紧密贴合，保持婴幼儿的头和身体呈直线。同时，妈妈的乳房应该完全覆盖婴幼儿的嘴唇，让婴幼儿能够充分吸吮。每次给婴幼儿喂母乳时都要抱起来，用一个胳膊托住婴幼儿的全身，然后用另一只手托住乳房送到婴幼儿的嘴边。

2. 正确的含乳姿势

婴幼儿在吸吮时，应该将乳头和乳晕都含在嘴里，这样可以刺激乳汁的分泌，并且有助于婴幼儿口腔和牙龈的发育。尤其要时刻观察乳房是否顶住了婴幼儿的鼻子，一旦发生，要用手指把乳房压下来避免影响呼吸。出现呛奶或者溢奶时应该让婴幼儿俯卧或者侧卧，避免奶水呛入呼吸道发生窒息。

3. 频繁吸吮

母乳喂养的婴幼儿需要频繁吸吮，以刺激乳汁的分泌。一般来说，每2～3小时左右就需要让婴幼儿吸吮一次。婴幼儿的力量较小，吞咽功能较差，可能吸吮一分钟要停下来休息一下，待恢复体力后继续吸吮，这可以避免发生吐奶和呛咳。

4. 适当按摩

在哺乳前，妈妈可以用温湿的毛巾轻轻按摩乳房，有助于促进乳汁的分泌。

5. 注意饮食

妈妈的饮食也会影响乳汁的质量。因此，妈妈应该保持均衡的饮食，在喂奶期间不要吃太多高脂肪、辛辣热燥、腻滞难消化的食物，多吃富含蛋白质、钙、铁等营养物质的清淡食物。

6. 保持清洁

母乳喂养时，要注意乳房和乳头的清洁，避免感染。每次哺乳前，可以用温水清洗乳房和乳头。

婴幼儿吮吸、吞咽功能还不是很完善，很容易发生呛奶、吐奶的情况，所以在喂奶的时候一定要细心，要按婴幼儿的需求以及身体状况来喂奶。同时，要根据婴幼儿的实际需要和妈妈的身体状况来决定是否适合母乳喂养。

（二）母乳的管理

1. 储存

收集好的母乳可以用储奶袋或储奶瓶等容器进行储存。在储存过程中，需要注意以下几点：①标注好母乳的日期和量等信息，方便后续使用。②将母乳放入冰箱或冷冻室内进行保存，避免室温下长时间放置。③对于冷藏或冷冻的母乳，在食用前需要先加热至适宜的温度，避免引起婴幼儿肠胃不适。

2. 加热

对于冷藏或冷冻的母乳，需要加热至适宜的温度才能给婴幼儿食用。加热时需要注意以下几点：①使用温奶器或热水加热，不要使用微波炉加热，以免破坏母乳中的营养成分。②加热后的母乳温度应该适宜，不要过热或过冷，以免伤害婴幼儿口腔和肠胃。③加热后的母乳应该尽快给婴幼儿食用，避免长时间放置。

3. 喂食

喂食母乳需要注意以下几点：①可让婴幼儿直接口含乳头。若乳头皲裂，可将母乳用小勺或奶瓶喂给婴幼儿，不要直接喂乳头，以免引起乳头疼痛或感染。②喂食时要根据婴幼儿的实际需要和妈妈的身体状况来决定每次喂食的量和时间。③如果婴幼儿有任何不适反应，应该及时停止喂食并咨询医生。

母乳的管理需要做好储存、加热和喂食等多个环节，需要注意卫生、安全和营养等方面的问题，以确保婴幼儿能够获得安全、营养充足的母乳。

（三）母乳的收集

1. 人工挤奶

（1）彻底洗净双手。

（2）舒适地坐或站着。

（3）刺激射乳反射。

（4）将容器靠近乳房。

（5）用拇指及食指向胸壁方向轻轻下压，不可压得太深，其他手指托住乳房。

（6）反复一压一放。本操作不应引起疼痛，否则方法不正确。

（7）依各个方向按照同样的方法压乳晕，要做到使乳房内每个乳窦的乳汁都被挤出。

（8）不要挤压乳头。

（9）一侧乳房至少挤压 3 ～ 5 分钟，待奶流变慢，换另一侧乳房，如此反复数次。

2. 使用吸奶器

（1）洗手，准备好吸奶器（建议使用双侧电动吸奶器）。

（2）使用吸奶器前，首先刺激喷乳反射，必要时可以用手按摩乳房辅助刺激喷乳反射。

（3）母乳流出后切换到吸乳模式，每侧吸乳持续 10 ～ 15 分钟，在乳汁流出停止后再吸 2 分钟，待没有明显乳汁流出即可停止，不宜吸乳时间过长。

（4）吸乳时使用最大舒适负压。吸奶器使用完毕后，必须进行煮沸或消毒。

（四）母乳的储存

1. 常温放置

在室温 25℃左右的环境下，母乳可存放 4 小时左右。但需要注意的是，室温下储存的时间不宜超过 2 小时，以免母乳变质。

2. 冷藏

对于挤出备用的母乳，可以将其放置在冰箱的冷藏室内，冷藏室的温度在 4℃以下。母乳在冷藏室内最久可保存 4 天，但需要注意哺乳时需将母乳加热。

3. 冷冻

对于需要长期存储备用的母乳，可以将其放置在冰箱的冷冻室内。冷冻室内的温度通常在 –18℃以下，母乳放置后可以将其冻结，方便长时间存储。冷冻的母乳在 6 个月内最佳，最长 12 个月，只需在哺乳时将其取出解冻、加热即可。

在储存母乳时，应选择合适的存储容器，最好选择无菌的储奶袋或者储奶瓶。在储存母乳前应检查好储奶袋或储奶瓶的密封性，如果密封不好则不要使用。

另外，需要注意的是，母乳冷冻储存无法保证母乳的营养成分不流失，因此不建议冷冻保存。母乳不同储存地点、温度、时间以及注意事项见表 2-6。

表 2-6　母乳不同储存地点、温度、时间以及注意事项

储存地点	温度	时间	注意事项
室温（新鲜母乳）	16～25℃	4 小时（理想情况）至 6 小时	应尽量将母乳容器加盖放在阴凉处；用湿毛巾包裹以维持低温
单独放置冷藏室	–15～4℃	24 小时	在容器内使用冰包；尽量减少打开袋子的时间
冰箱冷藏	＜4℃	72 小时（理想情况）至 4 天	用非常清洁的方式挤奶以减少污染
单门冰箱、冷冻室	–15℃	2 周	不能靠近冷冻室门，尽量放置在冷冻室后部，以使得温度比其他地方更恒定
双门冰箱独立冷冻室	–18℃	3～6 个月	
专门冷柜	–20℃	6～12 个月	

（五）母乳的运输

1. 选择合适的容器

使用密封性好的储奶袋或储奶瓶，确保母乳不会泄漏。

2. 放置冰块或冰袋

在容器周围放置冰块或冰袋，保持母乳低温，防止变质。

3. 避免剧烈摇晃

在运输过程中避免剧烈摇晃容器，以免破坏母乳中的营养成分。

4. 保持密封

在运输过程中要确保容器的密封性，防止母乳泄漏。

5. 尽快送达

尽量选择快速、安全的交通方式，尽快将母乳送达目的地。

需要注意的是，在运输过程中要保持清洁卫生，避免污染。同时，要根据实际情况选择合适的运输方式和容器，确保母乳的质量和安全。

二、袋鼠式护理

袋鼠式护理（kangaroo mother care，KMC），指产妇以类似袋鼠妈妈将小袋鼠养育在育儿袋的方式环抱婴幼儿，将只穿尿裤的婴幼儿放在产妇裸胸、腹部，进行皮肤对皮肤接触的一种护理方式。这一过程应尽可能保持较长的时间，并同时进行母乳喂养（图 2-2）。

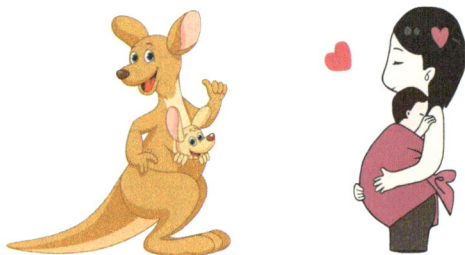

图 2-2　袋鼠式护理

（一）袋鼠式护理对早产儿和母亲的好处

1. 对于早产儿来说，袋鼠式护理可以维持其正常体温，稳定血糖、心跳、呼吸及血氧浓度，促进睡眠，并减少早产儿低体温、低血糖、黄疸等并发症的发生。此外，袋鼠式护理还可以促进早产儿的胃肠激素分泌，提高早产儿的吸吮力和胃肠功能，有助于早产儿的生长发育。

2. 对于母亲来说，袋鼠式护理可以促进母乳分泌，提高母乳喂养的成功率。同时，袋鼠式护理还可以缓解母亲的焦虑情绪，减少产后抑郁症的发生。此外，袋鼠式护理还可以增进亲子交流与感情，让早产儿尽快回归家庭。

需要注意的是，袋鼠式护理需要在医生的指导下进行，以确保安全和有效。

（二）袋鼠式护理的适应证和禁忌证

1. 适应证

①出生胎龄小于37周的早产儿。②出生体重小于2500g的低出生体重儿。③体温不升的患儿。④某些需要特殊关爱的患儿。

2. 禁忌证

①生命体征不稳定。②有严重出生缺陷。③有感染性疾病。④有皮肤破损或湿疹等皮肤疾病。⑤有出血倾向或凝血功能异常。⑥任何阻碍袋鼠式护理体位摆放的胸腹部、肢体疾病。

（三）袋鼠式护理的注意事项

1. 提供早期、持续和长期的母亲与婴幼儿皮肤接触，促进婴幼儿早期出院。
2. 参与袋鼠式护理的家属必须是长期生活在一起的家人（16岁＜年龄＜70岁）。
3. 坚持纯母乳喂养（理想状态下），提高母乳的喂养率。
4. 住院期间开始执行，回家可以继续，直到患儿不愿意做时方可停止。
5. 母亲在家中需要获得足够的支持。

拓展阅读

0～6月龄婴幼儿微量营养素的补充

情景案例导入

一、背景介绍

某家庭有一个6月龄的婴幼儿，由于某些原因，婴幼儿可能缺乏某些微量营养素。为了确保婴幼儿的健康发育，父母需要了解如何为婴幼儿补充这些营养素。

二、问题分析

1. 婴幼儿营养需求

6月龄的婴幼儿处于生长发育的关键期，需要摄入适量的蛋白质、脂肪、碳水化合物、维生素和矿物质等营养素。其中，某些微量营养素对婴幼儿的生长发育尤为重要。

2. 缺乏原因

婴幼儿可能由于饮食不足、吸收不良、疾病等因素导致缺乏某些微量营养素。了解这些原因有助于父母采取相应的措施进行补充。

3. 补充方式

对于6月龄的婴幼儿，补充微量营养素的方式主要有两种：母乳或配方奶，营养补充剂。选择合适的补充方式对于确保婴幼儿获得足够的营养至关重要。

三、解决方案

1. 评估营养状况

首先，父母需要带婴幼儿去医院进行营养评估，了解婴幼儿缺乏哪些微量营养素，这有助于确定补充方案。

2. 调整饮食

如果婴幼儿通过母乳或配方奶摄入的营养不足，父母可以调整饮食，增加富含相应营养素的食物摄入。例如，增加富含铁的食物如瘦肉、动物肝脏等，以补充铁元素。

3. 使用补充剂

如果通过饮食调整仍无法满足婴幼儿的营养需求，父母可以考虑使用相应的补充剂。在选择补充剂时，应选择适合 6 月龄婴幼儿的产品，并遵循说明书上的剂量和使用方法。

4. 定期评估和调整

定期评估婴幼儿的营养状况，根据评估结果对补充方案进行调整。同时，与儿科医生保持沟通，了解婴幼儿的营养需求和生长情况，共同管理婴幼儿的饮食。

四、总结与建议

通过以上的问题分析和解决方案，我们可以为该家庭提出以下建议：首先，评估婴幼儿的营养状况，了解缺乏的微量营养素。其次，调整饮食，增加富含相应营养素的食物摄入，在必要时使用合适的补充剂进行补充。再次，定期评估婴幼儿的营养状况，根据评估结果进行调整。最后，与儿科医生保持沟通，共同管理婴幼儿的饮食。

拓展阅读

母乳喂养指导

情景案例导入

一、情景描述

某婴儿刚刚出生不久，由于早产，医生建议采取特殊的护理方式。在母乳喂养方面，医生建议采用袋鼠式护理。

二、问题分析

早产儿母乳喂养的重要性：早产儿由于发育尚未完全，需要更多的营养和呵护。母乳喂养可以提供婴幼儿所需的营养和免疫物质，同时也能增加母子之间的亲密接触，对婴幼儿的健康成长非常有益。

袋鼠式护理的原理：袋鼠式护理通过让婴幼儿贴身接触母亲的皮肤，模拟袋鼠母亲照顾幼崽的方式，以增加婴幼儿的舒适感和安全感，有助于婴幼儿的生长发育。

袋鼠式护理与母乳喂养的结合：袋鼠式护理和母乳喂养可以相互补充，共同促进婴幼儿的健康成长。在袋鼠式护理的过程中，婴幼儿可以吸吮母乳，获得更多的营养和免疫物质。同时，袋鼠式护理也有助于促进母乳喂养的顺利进行。

三、解决方案

1. 坚持母乳喂养

世界卫生组织（WHO）《婴幼儿喂养实况报道》第 342 号（2015 年 7 月）指出：①产后 1 小时即开始母乳喂养。②生命最初的 6 个月应进行纯母乳喂养。③6 个月龄时增加有足够营养和安全的补充（固体）食物，同时持续进行母乳喂养至 2 岁或 2 岁以上。

2. 袋鼠式护理的实施

在袋鼠式护理的过程中，母亲需要保持舒适和放松的状态，让婴幼儿贴身接触自己的皮肤。同时，也要注意观察婴幼儿的反应，确保婴幼儿处于舒适和安全的状态。

3. 结合其他护理方式

除了袋鼠式护理和母乳喂养外，还可以结合其他护理方式，如定期检查、药物治疗等，共同促进婴幼儿的健康成长。

四、总结与建议

早产儿需要更多的关注和呵护。通过采用袋鼠式护理和母乳喂养相结合的方式，可以更好地促进婴幼儿的健康成长。同时，也需要结合其他护理方式，确保婴幼儿得到全面地照顾。

相关知识

纯母乳喂养的 3 个关键时期

一、出生后 60 分钟内开始母乳喂养

1. 母婴皮肤接触在产后 1 小时内开始，并让新生儿吸吮母亲的乳房，做到早接触、早吸吮、早开奶。

2. 母婴接触时间不少于 30 分钟，注意保暖。除母乳外不添加任何补充食物（除有医疗指征）。

3. 早开奶能够刺激乳汁早分泌，帮助子宫收缩，防止婴幼儿过敏，同时还能增加母子感情。

二、坚持出生至 6 个月纯母乳喂养

1. 出生至 6 个月纯母乳喂养的特点

①只给婴幼儿喂母乳。②不喂食其他任何液体和固体食物，包括给水。③可服用维生素或矿物质补充剂，药物滴剂。④出生后体重下降不超过出生体重的 7% 应坚持纯母乳喂养。

2. 喂养方法

①出生数日：每日补充维生素 D 400U。②2 个月内：不定时，按需喂哺。③2～3 个月：2～3 小时一次。④4～6 个月：3～4 小时一次，夜间停一次，可减至每日 5 次。

3. 哺乳时间

15～20 分钟，以吃饱为度，做到按需哺乳，喂奶的次数和间隔时间不受限制。

三、继续母乳喂养，6 个月起添加辅食

1. 喂养方法

①继续母乳喂养至 2 岁或以上。②6 月龄开始添加辅食，从富含铁的泥糊状食物开始。③由完全依赖母乳喂养逐渐过渡到多元化食物。

2. 研究进展

纯母乳喂养 4 个月的婴幼儿罹患下呼吸道疾病、中耳炎或腹泻的发病率显著高于纯母乳喂养 6 个月或 6 个月以上的婴幼儿。

拓展阅读

母乳喂养的技术指导

情景案例导入

一、背景介绍

某家庭有一个新生儿，母亲希望进行母乳喂养。然而，她在母乳喂养的过程中遇到了困难，如乳汁不足、乳头疼痛等问题，需要专业的母乳喂养技术指导。

二、问题分析

1. 乳汁不足

母亲可能因为各种原因导致乳汁不足，如饮食不当、休息不足、情绪波动等。了解如何增加乳汁分泌是解决这一问题的关键。

2. 乳头疼痛

母乳喂养过程中，乳头疼痛是一个常见的问题。这可能是由于喂养姿势不正确、含乳方式不当等原因引起的。了解产生乳头疼痛的原因及相应的处理方法是促进母乳喂养顺利进行的重要措施。

3. 乳腺炎

乳腺炎是母乳喂养过程中常见的并发症，表现为发热、乳房红肿疼痛等症状。了解如何预防和治疗乳腺炎对于保障母婴健康至关重要。

三、解决方案

1. 增加乳汁分泌

母亲可以通过增加饮食中的水分摄入、保持充足睡眠、保持心情愉快等方式来增加乳汁分泌，同时可以尝试使用一些传统的催乳食物，如鲫鱼汤、猪蹄汤等。

2. 正确喂养姿势和含乳方式

教授正确的喂养姿势和含乳方式，包括如何正确抱婴幼儿、如何正确挤压乳房等，以减轻乳头疼痛并确保婴幼儿能够获得足够的乳汁。

3. 预防和治疗乳腺炎

母亲需要注意乳房的清洁和护理，避免乳头破损和感染。如果发生乳腺炎，需要及时就医并遵循医生的建议进行治疗。

四、总结与建议

通过以上的问题分析和解决方案，我们可以为该家庭制订以下建议：第一，增加饮食中的水分摄入，保持充足睡眠和心情愉快，以增加乳汁分泌。第二，掌握正确的喂养姿势和含乳方式，以减轻乳头疼痛。第三，注意乳房的清洁和护理，避免乳头破损和感染，预防乳腺炎的发生。第四，如果发生乳腺炎或遇到其他母乳喂养问题，及时就医并遵循医生的建议进行治疗。

相关知识

1. 适度清洁

（1）给婴幼儿更换尿布。

（2）母亲洗手，用温水毛巾清洁乳头、乳晕。用清水清洁乳房，避免使用肥皂、酒精。

（3）哺乳前可湿热敷乳房2～3分钟，然后从外侧边缘向乳晕方向轻轻按摩乳房以促进泌乳。

2. 舒适体位

哺喂时可采用不同的姿势，使母亲全身肌肉放松，一方面有利于乳汁排出，另一方面可刺激婴幼儿的口腔动力，便于吸吮。

（1）常用的舒适体位（图2-3）及适用情况

1）摇篮式：①足月婴幼儿。②母亲喜欢这种体位。

2）侧卧式：①剖宫产术后的母亲。②正常分娩后第一天的母亲。③母亲喜欢卧位哺乳。

3）交叉式：①非常小的婴幼儿。②病儿或伤残儿。③母亲喜欢这种体位。

4）橄榄球式：①双胎。②婴幼儿含接有困难。③母亲喜欢这种体位。

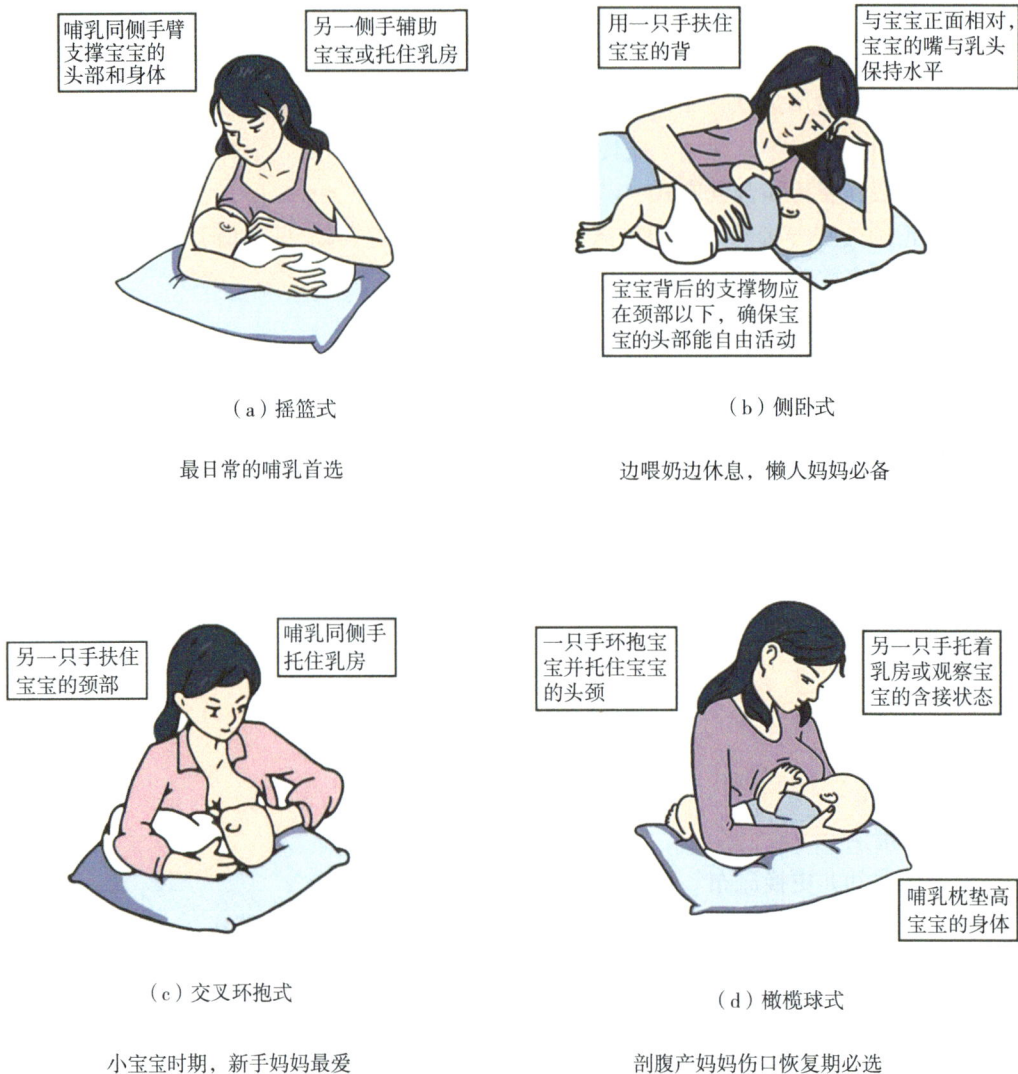

哺乳同侧手臂支撑宝宝的头部和身体

另一侧手辅助宝宝或托住乳房

（a）摇篮式

最日常的哺乳首选

用一只手扶住宝宝的背

与宝宝正面相对，宝宝的嘴与乳头保持水平

宝宝背后的支撑物应在颈部以下，确保宝宝的头部能自由活动

（b）侧卧式

边喂奶边休息，懒人妈妈必备

另一只手扶住宝宝的颈部

哺乳同侧手托住乳房

（c）交叉环抱式

小宝宝时期，新手妈妈最爱

一只手环抱宝宝并托住宝宝的头颈

另一只手托着乳房或观察宝宝的含接状态

哺乳枕垫高宝宝的身体

（d）橄榄球式

剖腹产妈妈伤口恢复期必选

图 2-3 常用的舒适体位

（2）抱婴幼儿的要点：首先，婴幼儿的头与身体呈一直线，在婴幼儿的脸贴近乳房时，鼻子需要对着乳头。如果是新生儿，母亲不仅要托住其头部还要托住其臀部。

1）C 字形托乳姿势：母亲用食指支撑乳房基底部，拇指放在乳房上方，两手指可以轻压乳房，改善乳房形态，使婴幼儿容易含接。如果母亲的乳房大而且下垂，用手托住乳房可帮助乳汁流出；如果乳房小而挺，则哺乳时不需要一直托住乳房。

2）正确的含接姿势：婴幼儿含接姿势正确时，母亲会感觉很舒服。与此相反，婴幼儿含接姿势不正确时，母亲则会感觉不舒服或疼痛。

3. 轮流吸空

（1）母亲每次哺乳时间为 15 ～ 20 分钟，以吃饱为准。

（2）若一侧乳房奶量已能满足婴幼儿的需要，则将另一侧的乳汁用吸奶器吸出。

（3）每次哺乳应让乳汁排空，若大量乳汁存留在乳房内，会抑制泌乳细胞分泌，使泌乳量减少。

4. 竖抱拍背

哺乳后将婴幼儿直立抱起，头部靠在肩上，轻拍背部，将哺乳时吸入的空气排出，以防吐奶。

5. 右侧卧位

喂饱奶后不要摇晃或过多地翻动婴幼儿。如婴幼儿已入睡，可将婴幼儿头稍垫高，略向右侧卧位于床上。

拓展阅读

0～6月龄婴幼儿健康喂养指导

情景案例导入

一、情景描述

小宝宝刚刚出生不久，作为新手父母，对于婴幼儿的喂养感到有些困惑。医生建议采取科学的喂养方式，以确保婴幼儿的健康发育。

二、问题分析

1. 0～6月龄婴幼儿的生长发育特点

0～6月龄婴幼儿处于快速生长发育阶段，需要充足的营养和水分。在这个阶段，婴幼儿的消化系统和免疫系统尚未完全发育，因此需要特别关注喂养的方式和食物的选择。

2. 母乳喂养的优势

母乳喂养是最天然、最健康的喂养方式。母乳可以提供婴幼儿所需的营养和免疫物质，促进婴幼儿的生长发育。同时，母乳喂养还可以增加母子之间的亲密接触，有利于建立良好的亲子关系。

3. 人工喂养的注意事项

对于无法进行母乳喂养的情况，家长需要选择适合婴幼儿的配方奶，并按照说明书正确配制。在人工喂养过程中，家长需要注意奶瓶、奶嘴的清洁和消毒，以避免感染病菌。

三、解决方案

1. 坚持母乳喂养

对于0～6月龄的婴幼儿，母乳是最好的营养来源。家长应该尽可能地采取母乳喂养，至少坚持到婴幼儿6个月大。

2. 合理添加辅食

在母乳喂养的基础上，家长可以在婴幼儿6个月大时开始逐渐添加辅食。辅食的选择应该注重营养均衡，如蔬菜泥、水果泥、米粉等。每次添加辅食时应该逐渐增加量和种类，以使婴幼儿的消化系统逐步适应。

3. 定期检查和咨询

家长应该定期带婴幼儿去医院进行健康检查，向医生咨询婴幼儿的喂养情况和生长发育状况。如有需要，医生可以给予专业的指导和建议。

四、总结与建议

0～6月龄婴幼儿的喂养是新手父母关注的重点之一。母乳喂养是最为理想的选择，但如需人工喂养，家长需注意正确的操作方法和选择适合的配方奶粉。此外，定期检查和咨询也非常重要，以确保婴幼儿的健康发育。

相关知识

1. 皮肤早接触、早吸吮

（1）自然产：凡无母乳喂养禁忌证的新生儿，于出生后的30分钟内，经清理呼吸道，揩干头面部和躯干羊水、血迹，断脐后即将新生儿裸体抱放在母亲（产妇）胸前，让新生儿的嘴靠近乳头，待其产生觅食反射后帮助含吮到乳头，全过程不少于30分钟。

（2）剖宫产：剖宫产儿娩出并经常规处置后，将其脸部与其母亲脸部亲贴。母亲和新生儿皮肤接触可以给新生儿保暖，促进母子关系，使新生儿或者母亲保持平静，同时，这也是母乳喂养的良好开端。

2. 实行母婴同室

（1）母婴同室：让母亲和婴幼儿一天24小时同处一室。

（2）母婴同室的重要性：①母亲学会观察喂养征象。②能做到按需喂哺。③母亲学会如何安慰婴幼儿，使母婴有安全感。④婴幼儿学会识别母亲，有利于建立母爱情感。⑤婴幼儿睡得更好。⑥可减少婴幼儿感染。

3. 按需喂哺

（1）哺乳时间：当婴幼儿啼哭（表示他饿了）或母亲奶涨（表示要喂奶了）就喂奶，不限时，不限量。

（2）按需哺乳的重要性：①可满足母婴双方母乳喂养的生理需求。②保持有足够的乳汁分泌。③使婴幼儿体重增长正常。④易于建立母乳喂养，且使母亲很少出现乳房肿胀等问题。

4. 帮助婴幼儿含接

（1）含接方法：母亲用乳头触碰刺激婴幼儿的嘴唇，待婴幼儿产生觅食反射张大嘴时，顺势将乳头和大部分乳晕送入婴幼儿的口腔内。

（2）婴幼儿正确的含接姿势：①婴幼儿的嘴张得很大，下唇向外伸。②婴幼儿的下巴紧贴乳房。③婴幼儿口下露出的乳晕比口上多。④婴幼儿的双面颊饱满。⑤能看到婴幼儿慢而深的吸吮动作和听到吞咽的声音。

5. 适时添加辅食

婴幼儿6个月后，须为婴幼儿添加辅食。

尽管母乳是婴幼儿早期最合适的营养来源，但 4 ～ 6 个月后，由于婴幼儿消化器官和功能逐渐完善，神经系统进一步发育成熟，对食物的质和量有了新的要求，若不适时添加辅食，则易导致婴幼儿营养缺乏，体重减轻及容易感染疾病等。

拓展阅读

配方奶粉的冲泡与喂养

情景案例导入

一、背景介绍

小宝是一个 3 个月大的婴幼儿，因为母乳不足，父母决定给他添加配方奶粉作为补充。他们对于如何正确冲泡和喂养配方奶粉感到困惑，因此寻求专业指导。

二、问题分析

1. 配方奶粉的成分与选择

不同品牌和类型的配方奶粉成分有何差异？如何选择适合小宝的配方奶粉？

2. 冲泡技巧

如何正确冲泡配方奶粉，以确保小宝获得足够的营养？

3. 喂养量和频率

每次应该给小宝喂多少奶粉？多久喂一次？

4. 喂哺姿势

如何正确抱持小宝进行喂哺，避免呛奶和窒息风险？

5. 过敏风险

如何判断小宝是否对某种奶粉成分过敏？如何避免过敏风险？

三、解决方案

1. 配方奶粉的成分与选择

在选择配方奶粉时，应选择适合小宝年龄段的奶粉，并注意查看成分表，选择含有适量蛋白质、脂肪、维生素和矿物质的奶粉。同时，要根据小宝的消化能力和过敏史来选择适合的奶粉。

2. 冲泡技巧

在冲泡配方奶粉时，首先要确保水源清洁，使用温水或温开水。参考奶粉包装上的说明，按照比例加入适量的水和奶粉。轻轻摇晃奶瓶，使奶粉充分溶解。注意不要用力摇晃，以免产生过多的气泡。

3. 喂养量和频率

根据小宝的年龄和体重，可以参考奶粉包装上的喂养指南来确定每次的喂养量和频率。一般来说，新生儿每次的喂养量在 60 ～ 120mL 之间，每天喂养 6 ～ 8 次。随着小宝的成长，可以逐渐增加每次的喂养量。

4. 喂哺姿势

在喂哺时，要确保小宝的头和身体呈一条直线，头部略微抬高。将奶瓶倾斜，使奶嘴内充满奶液。将奶嘴放入小宝的嘴里，让他自己吸吮。注意观察小宝的吞咽情况，避免呛奶和窒息。

5. 过敏风险

如果小宝出现过敏症状，如皮疹、腹泻等，应立即停止喂食并咨询医生。为了降低过敏风险，可以选择部分水解或深度水解的配方奶粉，以降低蛋白质的致敏性。

四、总结与建议

通过以上的问题分析和解决方案，我们可以为小宝的父母提供以下建议：第一，选择适合小宝年龄段和消化能力的配方奶粉，按照正确的比例冲泡配方奶粉，并注意水温。第二，根据小宝的年龄和体重确定每次的喂养量和频率。第三，使用正确的喂哺姿势，避免呛奶和窒息风险。第四，如果小宝出现过敏症状，应立即停止喂食并咨询医生。

思考题

一、单选题

1. 以下哪项不是促进乳汁分泌的措施（　　　）。

　　A. 加强吮吸　　　　　　　　　　　B. 补充营养

　　C. 乳母保持良好的情绪　　　　　　D. 减少哺乳次数

2. 以下哪种不是常用的哺乳姿势（　　　）。

　　A. 俯卧式　　　　　　　　　　　　B. 交叉摇篮式

　　C. 紧抱式（足球式）　　　　　　　D. 侧卧式

3. 新生儿首选的喂养方式是（　　　）。

　　A. 母乳喂养　　B. 人工喂养　　　C. 辅食喂养　　　　D. 混合喂养

4. 喂母乳时需要倾斜多少度（　　　）。

　　A. 45°　　　　　　B. 25°　　　　　C. 15°　　　　　　D. 50°

5. 母乳储存方法正确的是（　　　）。

　　A. 室温（25℃）4 小时　　　　　　B. 室温（25℃）5 小时

　　C. 冰箱冷藏室（4℃）24 小时　　　D. 冰箱冷藏室（4℃）36 小时

二、简答题

1. 简述母乳喂养的优点。

2. 请列举 3 种适宜婴幼儿食用的辅食。

参考答案

一、单选题

1.D　2.A　3.A　4.A　5.A

二、简答题

1.母乳喂养的优点

①营养丰富，比例适当，易于消化吸收。②母乳缓冲力小，对胃酸中和作用弱，有利于食物的消化。③母乳富含优质蛋白质、必需氨基酸及乳糖，有利于婴幼儿的发育。④母乳含有增进小儿免疫力的物质。⑤乳量随小儿的生长而增加，温度及泌乳速度也较合宜，简便又经济。⑥有利于促进母子感情，方便母亲密切观察变化，随时照顾护理。⑦可刺激母亲子宫收缩，促使早日恢复。⑧预防母亲乳腺癌、卵巢癌的发生。

2.适宜婴幼儿食用的辅食包括米粉、煮熟的蔬菜泥、水果泥。

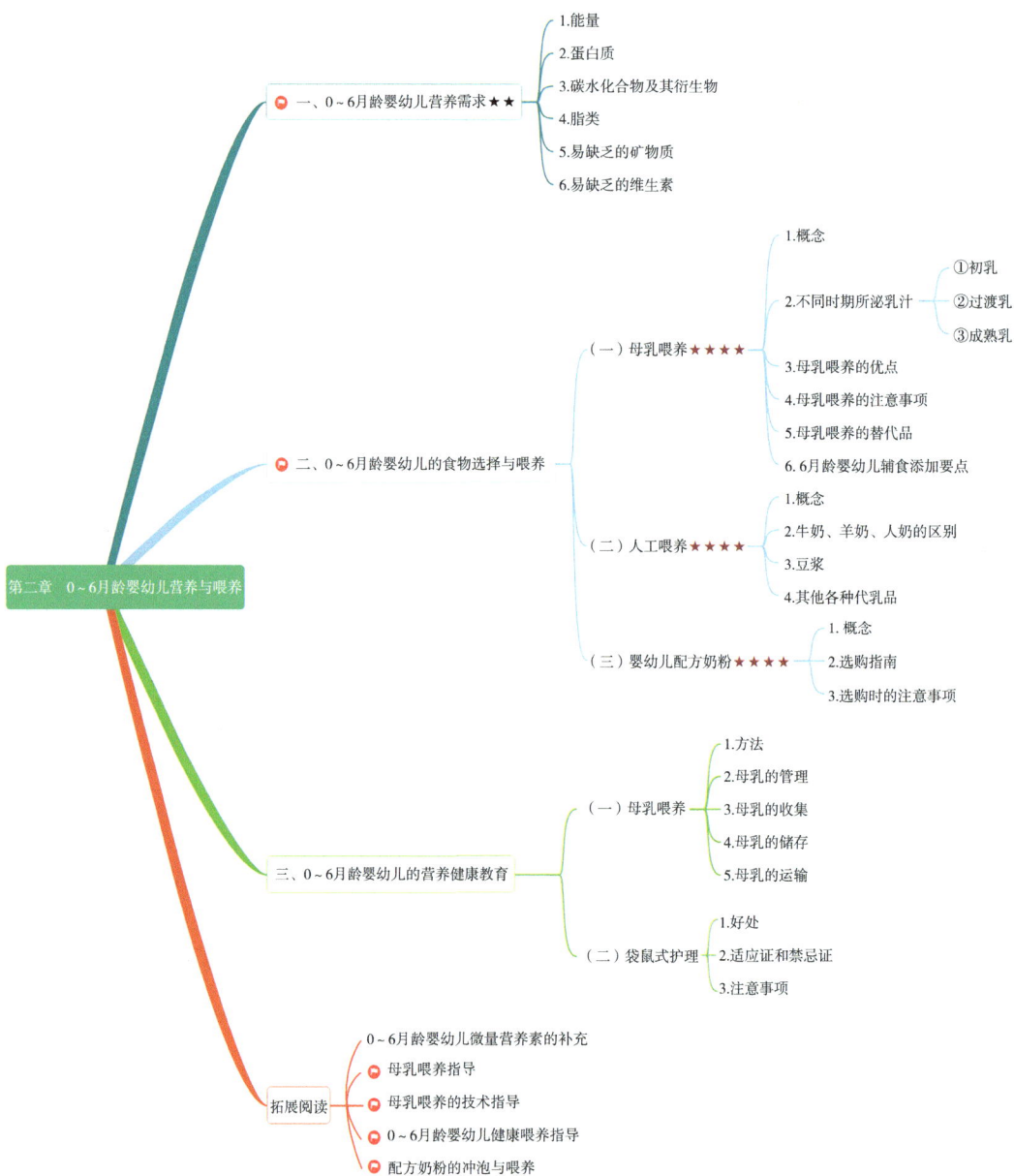

第二章　0～6月龄婴幼儿营养与喂养

- 一、0～6月龄婴幼儿营养需求 ★★
  - 1.能量
  - 2.蛋白质
  - 3.碳水化合物及其衍生物
  - 4.脂类
  - 5.易缺乏的矿物质
  - 6.易缺乏的维生素

- 二、0～6月龄婴幼儿的食物选择与喂养
  - （一）母乳喂养 ★★★
    - 1.概念
    - 2.不同时期所泌乳汁
      - ①初乳
      - ②过渡乳
      - ③成熟乳
    - 3.母乳喂养的优点
    - 4.母乳喂养的注意事项
    - 5.母乳喂养的替代品
    - 6.6月龄婴幼儿辅食添加要点
  - （二）人工喂养 ★★★
    - 1.概念
    - 2.牛奶、羊奶、人奶的区别
    - 3.豆浆
    - 4.其他各种代乳品
  - （三）婴幼儿配方奶粉 ★★★
    - 1.概念
    - 2.选购指南
    - 3.选购时的注意事项

- 三、0～6月龄婴幼儿的营养健康教育
  - （一）母乳喂养
    - 1.方法
    - 2.母乳的管理
    - 3.母乳的收集
    - 4.母乳的储存
    - 5.母乳的运输
  - （二）袋鼠式护理
    - 1.好处
    - 2.适应证和禁忌证
    - 3.注意事项

- 拓展阅读
  - 0～6月龄婴幼儿微量营养素的补充
  - 母乳喂养指导
  - 母乳喂养的技术指导
  - 0～6月龄婴幼儿健康喂养指导
  - 配方奶粉的冲泡与喂养

第三章　7～12月龄婴幼儿营养与喂养

【学习目标】

知识目标：

1. 掌握7～12月龄婴幼儿的营养需求、食物选择。

2. 熟悉7～12月龄婴幼儿的喂养以及配方奶粉的冲泡。

3. 了解7～12月龄婴幼儿的辅食添加指导、一日膳食安排以及健康喂养指导。

能力目标：

1. 能正确理解7～12月龄婴幼儿的营养需求和食物选择。

2. 能熟悉并掌握配方奶粉的冲泡。

素质目标：

具有对婴幼儿的关爱与耐心，具有健康的心理素质和身体素质。

案例导入

　　小乐是一个活泼可爱的9个月大的婴幼儿。在过去的几个月里，他一直以母乳和辅食为主。现在，小乐的父母希望为他提供更加多样化的食物，以促进他的健康成长。小乐的父母开始为他尝试各种辅食，包括蔬菜、水果、谷物和肉类等食物。近期小乐经常发生便秘，经过检查，排除了疾病因素。医生询问了孩子的饮食，小乐的父母都说，自添加辅食开始，多以谷类、动物性食物为主，蔬菜和水果吃得较少。最后医生指出小乐的便秘是蔬菜类的膳食纤维摄入较少造成的，并且指导家长制作适合孩子的饮食。

　　思考：如何对小乐及其父母进行营养健康教育和偏食纠正指导？

第一节　7～12月龄婴幼儿营养需求

一、7～8月龄婴幼儿营养需求

　　7～8月大的婴幼儿所需的营养包括：①碳水化合物：60g/d。②脂肪：30g/d。③蛋白质：1.5g/（kg·d）。④钙：260mg/d。⑤铁：11mg/d。⑥锌：3mg/d。

　　此外，还需要摄入足够的维生素。辅食应富含碳水化合物、蛋白质和脂肪，并添加新鲜的蔬菜、水果等；逐渐喂养较粗糙的食物，蔬菜糊、果糊、肉糜、去皮的鸡肉及软的鱼片都可开始喂食，可训练用杯子喝流质食物；当开始出牙时，可予饼干或软面包，以训练咀嚼功能。

二、9～10月龄婴幼儿营养需求

9～10个月的婴幼儿营养需求主要包括蛋白质、脂肪、碳水化合物、维生素以及矿物质等。这些营养物质对婴幼儿的生长发育至关重要。

1. 蛋白质

蛋白质是构成人体细胞和组织的基本物质，对婴幼儿的生长发育和免疫功能具有重要作用。在这个阶段，婴幼儿需要每天摄入10～15g的蛋白质，以支持其身体的生长和发育。

2. 脂肪

脂肪是婴幼儿生长发育所需的能量来源之一，同时也是维持良好皮肤和视力所必需的。9～10个月的婴幼儿摄入的脂肪量为（4～4.5）g/（kg·d），主要来源于母乳、配方奶、油脂、坚果、鱼类等食物。

3. 碳水化合物

碳水化合物是婴幼儿主要的能量来源，有助于维持婴幼儿的正常生理功能。在这个阶段，婴幼儿每天对碳水化合物的需求量约为85g。其需要摄入足够的碳水化合物，以满足日常活动的能量需求。

4. 维生素

维生素在婴幼儿的生长发育过程中起着重要作用。例如，维生素A有助于维护婴幼儿的视力和免疫系统健康；维生素D有助于促进钙的吸收和骨骼发育；维生素C则有助于增强婴幼儿的免疫力。此阶段婴幼儿维生素D的推荐摄入量为10μg/d，维生素C的推荐摄入量为40mg/d。

5. 矿物质

矿物质对婴幼儿的骨骼发育、血液形成以及神经传导等具有关键作用。例如，钙是构成骨骼和牙齿的主要成分；铁则参与血红蛋白的合成，有助于预防贫血。此阶段婴幼儿钙的推荐摄入量为250mg/d，奶及其制品是膳食钙的最好来源。铁的推荐摄入量为10mg/d，其中97%的铁需要来自辅食。锌的推荐摄入量为3.5mg/d。碘的推荐摄入量为115μg/d。

为了满足这些营养需求，家长可以在母乳或配方奶的基础上逐渐引入各种辅食，如蔬菜泥、水果泥、蛋黄等，以确保婴幼儿获得全面均衡的营养。此外，家长还应注意避免给婴幼儿喂食过多高糖、高盐、高脂肪的食物，以免影响婴幼儿的健康。

三、11～12月龄婴幼儿营养需求

（一）营养素的需求

1. 碳水化合物

此阶段的婴幼儿对碳水化合物的摄入量与9～10月龄的婴幼儿相差不大，其需要摄入足够的碳水化合物来提供能量，建议选择含淀粉类的食物，如米粉、面条等。

2. 蛋白质

这个阶段的婴幼儿蛋白质推荐摄入量为20g/d，其需要更多的蛋白质来支持身体发育，可以从肉类、蛋类、豆类等食物中获取。

3. 脂肪

在这个阶段，婴幼儿每天的总能量需求中，脂肪应占30%～40%的比例。对于婴幼儿来说，最好的脂肪来源是母乳和配方奶。除了母乳和配方奶外，婴幼儿还可以从其他食物中摄入脂肪，例如植物油、坚果、鱼类和鳄梨等。

4. 维生素和矿物质

此阶段的婴幼儿需要补充维生素D和铁。维生素D的摄入量建议为每天400U。除了阳光照射（但需注意避免中午的强烈阳光），母乳和配方奶也是维生素D的主要来源。此外，辅食中的某些食物，如鱼肝油、蛋黄和强化维生素D的谷物，也可以提供一定量的维生素D。11～12月龄的婴幼儿每天需要约10mg的铁。辅食中的红肉、禽肉、豆腐和强化铁米粉是铁的良好来源。

5. 膳食纤维

每天建议的膳食纤维摄入量为5～10g。这一摄入量可以通过在辅食中添加一些富含膳食纤维的食物来实现。例如，可以给婴幼儿尝试一些煮熟的蔬菜泥，如胡萝卜泥、南瓜泥等，这些食物都含有丰富的膳食纤维。此外，还可以给婴幼儿尝试一些全谷类食物，如燕麦粥、全麦面包等，这些食物也是良好的膳食纤维来源。

在辅食的搭配上，建议合理搭配谷类、蔬菜、水果、肉类等食物，以提供全面的营养。同时，需要注意食物的质地和大小，以适应该月龄婴幼儿的咀嚼和吞咽能力。在喂养方面，建议继续母乳喂养，同时逐渐引入各种固体食物，并注意适量补充水分。

（二）估算出每日的食物需求量

该月龄婴幼儿基本上以吃粥、软饭为主，喝奶为辅。食物供给婴幼儿所需的大部分热量和营养素。

1. 谷类食物100g左右，相当于稠粥或软饭每次半碗至1碗，每日2～3次。
2. 蔬菜或水果150g左右，相当于每日吃4匙蔬菜、1匙苹果。
3. 鱼或肉每日50～100g，分2次吃。
4. 鸡蛋每日1个，豆腐或豆制品每日50g。
5. 食用油每日1小匙（约5g）。

第二节　7～12月龄婴幼儿的食物选择

对于7～12月龄的婴幼儿，他们的食物应当富有营养且易于消化吸收。以下是一些推荐的食物。

一、婴幼儿米粉

婴幼儿米粉是一种专为婴幼儿设计的辅食，以优质大米为主要原料，并添加了多种维生素和矿物质，以满足婴幼儿生长发育的需要。它口感细腻，易于消化吸收，是婴幼儿辅食中的重要选择之一。

1. 营养成分

婴幼儿米粉通常富含铁和其他微量元素，如钙、磷等，这些都是婴幼儿成长发育所必需的。铁是特别重要的，因为婴幼儿在出生后的几个月内，体内储存的铁会逐渐减少，需要通过食物补充。

2. 口味和品牌

市面上有多种口味和品牌的婴幼儿米粉供选择，如原味、果蔬味等。家长可以根据婴幼儿的口味偏好和营养需求来选择合适的产品。

3. 添加方法

初次给婴幼儿添加米粉时，应从少量开始，逐渐增加，以便婴幼儿适应。同时，要注意观察婴幼儿是否有不良反应，如过敏等。

4. 注意事项

虽然米粉是很好的辅食，但不应过量食用，也不应作为主食。随着婴幼儿的成长，应逐渐引入其他辅食，如水果、蔬菜、肉类、蛋类和鱼类，以确保营养均衡。

5. 安全性

选择米粉时，应注意产品的质量和安全性。一些品牌会提供详细的产品信息和安全认证，帮助家长做出放心的选择。

6. 食用时间

米粉不是长期食品，随着婴幼儿年龄的增长和饮食习惯的建立，应逐步过渡到更多样化的食物。

二、其他食物

随着月龄的增长，婴幼儿可选择、接受的食物逐渐增多，慢慢接近成人需要的种类。家长及照护者在配餐时可根据同类互换的原则进行选择搭配，以满足婴幼儿的营养需求和新鲜体验。各类营养素的良好食物来源见表3-1。

表 3-1　各类营养素的良好食物来源

营养素	食物来源
蛋白质	乳类、肉类、蛋类、粮谷类、大豆类
碳水化合物	粮谷类、薯类、干豆类、水果、乳类
脂肪	植物油、鱼类、坚果、蛋黄、乳类
维生素 A	动物肝脏、蛋黄；富含胡萝卜素的深绿色蔬菜或黄红色蔬菜，芒果和柑橘等水果
维生素 D	动物性食物，如含脂肪高的海鱼和鱼卵，肝脏、蛋黄、奶油和乳酪等
维生素 E	植物油、麦胚、坚果、豆类和全谷类
维生素 K	菠菜等绿叶蔬菜，鱼肝油，动物肝脏，蛋黄等
维生素 B_1	全谷类、豆类、花生、动物内脏、肉类等
维生素 B_2	各种肉类、动物内脏、蛋类和奶类，植物性食物如绿色蔬菜、豆类等
烟酸	肝、肾、瘦肉、鱼及坚果
维生素 B_6	白色肉类如禽肉、鱼肉，全谷类（特别是小麦），肝脏、豆类、坚果类和蛋黄，水果、蔬菜等
叶酸	绿叶蔬菜、水果、酵母、肝、肾、肉类、鸡蛋、豆类等
维生素 B_{12}	肝、肾、肉类、蛤类、鱼、禽、蛋类
维生素 C	新鲜的蔬菜和水果
钙	奶及其制品、海产品、大豆及其制品等
铁	动物肝脏、动物全血、瘦肉、蛋黄、禽类、鱼类等，蔬菜中的金针菜、香菇、萝卜、木耳、西兰花等
碘	海带、紫菜、干贝、淡菜、鲜海鱼、海参、龙虾等
锌	海产的蛤贝类、肉类、蛋类、菇类、硬果类
硒	海产品和动物内脏

第三节　7～12月龄婴幼儿的喂养

世界卫生组织（WHO）建议，满 6 月龄（出生 180 天后）开始至 2 周岁内（24 月龄内）的婴幼儿，需要逐渐补充一些非乳类食物，如米粉、果泥、菜泥等半固体食物及软饭、烂面，切成小块的水果、蔬菜等固体食物，这一类食物被称为辅助食物，简称为"辅食"。

添加辅食的原则：根据婴幼儿的消化能力而循序渐进，每次添加一种，量由少到多，待适应后再渐渐增加种类和量；由稀到稠，由细到粗；由流质、半流质到软食，最后辅食转为主食，为断奶打下良好的基础。天气炎热和生病期间，应减少辅食量或暂停辅食。

辅食添加的时间：纯母乳喂养到6月龄后，在婴幼儿健康时添加辅食。婴幼儿的进餐时间应逐渐与家人一日三餐时间一致。同时，继续母乳，建议母乳喂养到2岁以上。

添加顺序为：谷物—蔬菜—水果—肉类。

一、7～9个月龄婴幼儿的喂养

1. 坚持母乳喂养

7～9月龄婴幼儿以母乳喂养为主，每天的母乳量不应低于600mL，由母乳提供的能量应占全天总能量的2/3，每天应保证不少于4次的母乳喂养。

2. 辅食种类和数量

此时婴幼儿已经开始逐渐萌出牙齿，具有初步的咀嚼、吞咽能力，消化酶也有所增加，消化能力也在不断提高。辅食添加应优先考虑富含铁的食物，例如强化铁的婴儿米粉、肉类、蛋黄等，并可以进一步提高辅食添加的种类和数量，逐渐达到每天至少1个蛋黄以及不低于25g肉、鱼类，谷物类添加不少于20g，蔬菜、水果均能满足25～100g，首选深色蔬果。鉴于婴幼儿快速的生长发育需要和有限的胃容量，辅食食材应优先选择营养素密度高的食物，注意对蛋白质的补充。

3. 注意辅食质地

在7～9个月期间，婴幼儿的消化系统还不够成熟，因此应该避免给他们过于粗糙或难以咀嚼的食物。可以选择一些软糯易咀嚼的食物，如煮熟的蔬菜、水果泥、面条等。9月龄时可选择带有小颗粒的食物，适当增加辅食的粗糙度，如稠粥、烂面、肉末、碎菜等。

4. 餐次食量

在7～9个月期间，婴幼儿的胃容量仍然比较小，因此应该控制每餐的食量。一般来说，每餐应该喂给婴幼儿1/4～1/3杯的食物。辅食喂养由尝试逐渐调整为每日两餐，谷薯类如含铁米糊、粥、烂面等3～8勺，蔬菜、水果类各1/3碗，动物类及豆类食物如蛋黄、鸡肉、豆腐等3～4勺。

5. 喂养须知

根据咀嚼能力烹饪：此时婴幼儿的舌头也能上下活动，因此他们开始用上腭挤碎食物吞咽下去。软硬标准：像果酱一样稠稠的状态，放入口中，稍微咀嚼一下，弄碎形状后可以吞下。要考虑营养的均衡：蛋白质、维生素、矿物质、碳水化合物、脂肪等营养平衡，蔬菜考虑颜色的深浅，蛋白质来源有肉类、鱼类、豆腐等，主食可以是米饭，也可以是面条等。味道保持清淡，一次80～150g。吃饭时，关掉电视、收起玩具，尽量创造一种使婴幼儿集中注意力吃饭的环境。

二、7～9月龄婴幼儿添加辅食的方法

辅食添加开始阶段：主要是让婴幼儿适应新的食物并逐渐增加食量。添加辅食应该在婴幼儿健康且情绪良好时开始，遵照辅食添加原则，循序渐进。为了保证母乳喂养，

建议在两次母乳喂养之间进行辅食添加。

刚开始添加辅食时，首选强化铁的婴幼儿米粉，用母乳配方奶或温水冲调成泥糊状（用小勺挖起不会很快滴落）。此时期的婴幼儿刚开始学习接受小勺喂养时，由于进食技能不足，只会舔吮，甚至将食物推出、吐出，因此需要慢慢练习。可以用小勺挖起少量米糊放在婴幼儿嘴角一侧让婴幼儿自己尝试去舔吮，切忌将小勺直接塞进婴幼儿的嘴里，令其有窒息感，产生不良的进食体验。婴幼儿对不愉快的进食经历有非常强烈的记忆，一旦发生，一般需要很长时间才能抹去。

第一天只需尝试一小勺，尝试 1 ～ 2 次，第二天视婴幼儿的情况增加进食量或进食次数，一种食物连续添加至少 3 天，观察 3 天，如适应良好就继续添加另一种食物，如果出现不良反应如呕吐、腹泻、皮疹等，应立即停掉，并换一种食物添加。

三、10 ~ 12 月龄婴幼儿的喂养

1. 继续母乳喂养

10 ～ 12 月龄婴幼儿每天的母乳量约为 600mL，由母乳提供的能量应占全天能量的 1/2，每天应母乳喂养 4 次。如不能母乳喂养或母乳不足时，仍建议用合适的配方奶粉作为补充。

2. 辅食种类和数量

此阶段辅食添加应在 7 ～ 9 月龄婴儿辅食的基础上适当增加食量，保证摄入足量的动物性食物，每天 1 个鸡蛋（至少 1 个蛋黄）。在 10 ～ 12 个月期间，婴幼儿可以继续添加各种辅食，如蔬菜泥、水果泥、肉泥、鱼泥等。每种食物应该先从少量开始，逐渐增加到适当的量（75g 畜禽肉和鱼类），同时继续添加新的食物，特别是不同种类的蔬菜和水果。

3. 辅食质地

在这个阶段，婴幼儿可以开始尝试一些固体食物，如小块的水果、蔬菜、面包等，这些食物可以帮助他们锻炼口腔肌肉和咀嚼能力。

4. 餐次食量

通过此前阶段的辅食喂养，10 ～ 12 月龄的婴幼儿已经适应了常见食物，并达到了一定的进食数量。此时应逐步建立三餐两点或三点的饮食模式，即晨间、午点或（和）睡前饮奶，并搭配早、中、晚三餐。每天进食谷薯类（含面条、小馒头等）1/2 ～ 3/4 碗，蔬菜、水果类各 1/2 碗，动物类及豆类食物 4 ～ 6 勺。

5. 喂养须知

在 10 ～ 12 个月期间，婴幼儿需要获得足够的蛋白质、碳水化合物、脂肪、维生素和矿物质等营养物质。因此，在添加辅食时，应该注意选择各种不同的食物，以确保营养均衡。在这个阶段，婴幼儿开始形成自己的饮食习惯。因此，应该尽量让他们养成良好的饮食习惯，如定时进食、慢慢咀嚼食物、不挑食等。同时，也要注意避免给他们过多的糖分和盐分。

四、10 ~ 12 月龄添加辅食的方法

这个月龄婴幼儿已经开始尝试并适应多种食物，这一阶段应在继续扩大婴幼儿食物种类的同时，增加食物的稠厚度和粗糙度，并注重培养婴幼儿对食物和进食的兴趣。10 ~ 12 月龄婴幼儿的辅食可以由泥糊状过渡到碎菜，比以前加厚、加粗、带有一定的小颗粒，并可以开始尝试块状的食物。大多数婴幼儿已经长出第一颗甚至更多颗乳牙，虽然乳磨牙均未萌出，但牙床可以磨碎较软的小颗粒食物。尝试颗粒状的食物可促使婴幼儿多咀嚼，有利于牙齿的萌出和说话口齿更清晰。

这时可以为婴幼儿准备一些便于手抓捏的"手抓食物"，鼓励婴幼儿尝试自己吃（如香蕉块、煮熟的土豆块、馒头、面包片、切片的水果和蔬菜及撕碎的鸡肉等）。一般在 10 月龄尝试香蕉、土豆等比较软的手抓食物，12 月龄时可以尝试黄瓜条、苹果片等较硬的块状食物。添加新的辅食时仍应遵循食物添加原则，循序渐进，密切关注是否有食物不耐受的情况。合理安排 10 ~ 12 月龄婴幼儿的睡眠、进食和活动时间，每天哺乳3 ~ 4 次，辅食喂养 2 ~ 3 次，每天保证 600mL 的奶量。

（一）糊状辅食的制作

1. 植物性食物泥

（1）菜泥：摘取嫩菜叶，水煮沸后将菜叶放入水中略煮，捞出剁碎或捣碎成泥状。

（2）土豆泥、胡萝卜泥（图 3-1）：分别将土豆、胡萝卜洗净去皮，切成小块后煮烂或蒸熟，用小勺压成泥状或捣烂。

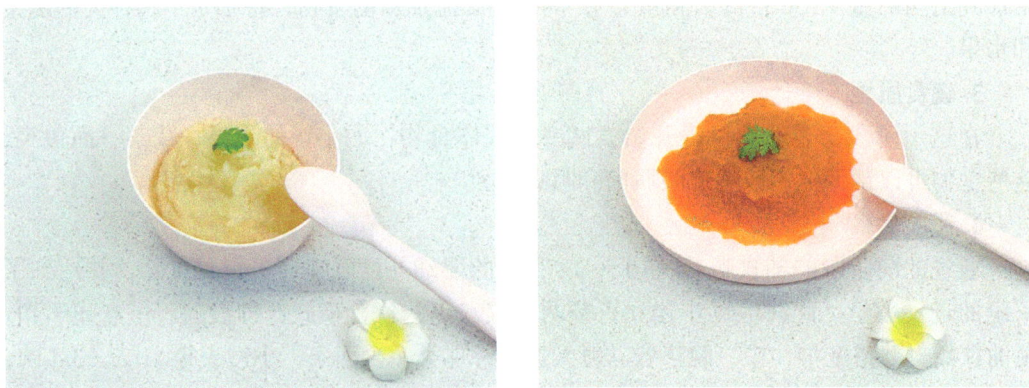

图 3-1　土豆泥（左）与胡萝卜泥（右）

（3）香蕉泥：香蕉剥皮，用小勺背面压成泥糊。

（4）苹果泥：苹果切两半去核，用小勺轻轻刮成泥状。

水果可以直接食用，菜泥、土豆泥等可以和肉泥一起食用，或加入少许食用油。

2. 动物性食物泥

（1）肉泥：选用瘦猪肉、牛肉、鸡肉等，洗净后剁碎或用食品加工机粉碎成肉泥，加适量的水蒸或煮至泥糊。其中，肉泥可以单独吃，也可以与菜泥一起吃，还可以加到

米、面食物中一起食用。

（2）肝泥：将猪肝洗净剖开，用刀在上面刮出肝泥，或将剔除筋膜后的鸡肝、猪肝等剁碎做成肝泥，然后蒸熟或煮熟即可。也可以将各种动物肝脏煮熟后碾碎成肝泥。

（3）鱼泥：将鱼洗净蒸熟或煮熟，然后去皮去骨，将留下的鱼肉用小勺压成泥状即可。

（4）虾泥：虾仁剁碎后或粉碎成虾泥，蒸熟或煮熟即可。

（二）婴幼儿餐次和进餐时间

为了培养良好的作息习惯及方便家庭生活，从开始起就应将辅食喂养安排在三餐的同时或相近时，逐渐与家人一致，并在两餐之间（早餐和中餐之间，中餐和晚餐之间）以及睡前增加一次喂养，满6月龄以后尽量减少夜间喂养，一般7~9月龄婴幼儿每天辅食喂养2次，母乳喂养4~6次，10~12月龄辅食2~3次，母乳4次。婴幼儿注意力持续时间较短，一次进餐时间宜控制在20分钟以内。

（三）培养婴幼儿自主进食

婴幼儿学会自主进食是成长过程中的重要一步，需要反复尝试和练习，父母应有意识地利用婴幼儿的感知觉、认知行为和运动能力的发展，逐步训练和培养婴幼儿自主进食的能力。7~9月龄的婴幼儿喜欢抓握，喂养时可以让其抓握玩弄小勺等餐具。10~12月龄的婴幼儿大部分可以捡起较小的物体，手眼协调熟练，可以尝试自己抓握煮熟的土豆块、南瓜块等自己喂吃。在这个过程中，父母应给予婴幼儿充分的鼓励与耐心。

（四）适合辅食的烹饪方法

1. 煮

在煮熟、煮透的同时，应尽量保持食物中的营养成分和原有口味，并使食物的质地能适应婴幼儿的口腔发育情况。

2. 蒸

特点：蒸是最常见的辅食烹饪方法之一，它能够最大限度地保留食物的原汁原味和营养成分，同时使食物变得柔软易消化。

适用食材：蔬菜（如胡萝卜、南瓜、土豆）、水果（如苹果、梨）、肉类（如鸡胸肉、鱼肉）等。

做法示例：将食材洗净、去皮、切块或切片后，放入蒸锅中，加入适量的水，盖上锅盖，用中火或小火蒸至食材熟透。

3. 炖

特点：炖能够使食材更加软烂，易于婴幼儿咀嚼和吞咽，同时汤汁中也会融入食材的营养成分。

适用食材：肉类（如牛肉、猪肉）、豆类（如红豆、绿豆）、根茎类蔬菜（如山药、芋头）等。

做法示例：将食材洗净、切块或切片后，放入锅中，加入适量的水和调味料（注意婴幼儿辅食应少盐少糖），用小火慢炖至食材熟透，汤汁浓郁。

第四节 7～12月龄婴幼儿的营养健康教育

7～12月龄婴幼儿的营养健康教育主要包括以下几个方面。

1. 母乳喂养

此阶段应继续母乳喂养，母乳是婴幼儿最佳的天然食物。同时，要根据婴幼儿的月龄和生长发育情况，逐渐增加辅食的种类和数量，以满足婴幼儿的营养需求。

2. 辅食添加

在6个月左右开始添加辅食，辅食的种类应该多样化，包括米粉、蔬菜、水果、肉类等。添加辅食时要遵循由稀到稠、由细到粗的原则，逐渐增加辅食的硬度，以帮助婴幼儿锻炼咀嚼和吞咽能力。

3. 铁的补充

7～12月龄的婴幼儿需要补充铁，以预防缺铁性贫血的发生。富含铁的食物包括蛋黄、猪肝、瘦肉等。

4. 维生素D的补充

维生素D有助于促进钙的吸收，预防佝偻病的发生。7～12月龄的婴幼儿每天需要补充400U的维生素D。

5. 培养良好的饮食习惯

家长要培养婴幼儿良好的饮食习惯，定时定量喂养，避免过度喂养。同时，要避免让婴幼儿吃零食和甜食，以免影响正餐的食欲。

6. 定期检查

家长要定期带婴幼儿去医院进行体检，了解婴幼儿的生长和发育情况，及时调整饮食和营养方案。

7～12月龄婴幼儿的营养健康教育需要家长和医护人员的共同努力，通过科学合理的喂养和饮食调整，为婴幼儿的健康发育打下良好的基础。

拓展阅读

7～12月龄婴幼儿辅食添加指导

情景案例导入

一、背景介绍

小明是一个7个月大的健康宝宝，父母非常关注他的饮食和营养。随着小明的成长，他们意识到需要开始添加辅食来满足他的营养需求。然而，他们对于如何添加辅食以及需要注意的事项感到困惑。

二、问题分析

1. 辅食的种类和添加顺序

对于 7 ～ 12 个月的婴幼儿，辅食的种类和添加顺序应该如何安排？

2. 辅食的量和频率

每次应该给婴幼儿喂多少辅食？多久喂一次？

3. 辅食的质地和口感

不同年龄段的婴幼儿对辅食的质地和口感有何要求？

4. 过敏风险

如何判断婴幼儿是否对某种食物过敏？如何避免过敏风险？

5. 喂养技巧

在添加辅食的过程中，有哪些喂养技巧可以帮助婴幼儿更好地接受辅食？

三、解决方案

1. 辅食的种类和添加顺序

根据婴幼儿的发育阶段和营养需求，可以按照以下顺序添加辅食：米粉、蔬菜泥、水果泥、蛋黄、鱼泥、肝泥等（表 3-2）。同时，要确保辅食中富含铁、锌等微量元素。

2. 辅食的量和频率

每次喂辅食的量要根据婴幼儿的食欲和消化能力来调整。一般来说，每次喂食量控制在婴幼儿能接受的最大量即可。对于频率，开始时可以每天 1 次，然后逐渐增加到每天 2 次或 3 次。

3. 辅食的质地和口感

随着婴幼儿年龄的增长，辅食的质地和口感也要逐渐变化。开始时可以喂稀糊状的食物，然后逐渐过渡到半固体、固体食物。同时，要注意食物的口感要适合婴幼儿的口味。

4. 过敏风险

在添加新食物时，要观察婴幼儿的反应。如果婴幼儿出现过敏症状，如皮疹、呕吐、腹泻等，应立即停止喂食并咨询医生。为了降低过敏风险，可以推迟引入某些容易引起过敏的食物，如蛋清、牛奶等。

5. 喂养技巧

在喂辅食时，要注意让婴幼儿坐直或斜躺，避免呛食。同时，要鼓励婴幼儿自己抓取食物，培养他们的手眼协调能力和独立进食能力。在喂食过程中，要保持耐心和微笑，与婴幼儿建立良好的互动关系。

四、总结与建议

通过以上的问题分析和解决方案，我们可以为小明的父母提供以下建议：①按照正确的顺序添加辅食，确保富含铁、锌等微量元素。②要根据小明的食欲和消化能力调整喂食量，逐渐增加到每天2次或3次。③使用正确的喂养技巧，培养小明的手眼协调能力和独立进食能力。④随着年龄的增长，需要逐渐改变辅食的质地和口感，适应小明的成长需求。⑤在添加新食物时注意观察小明的反应，如有过敏症状应立即停止喂食并咨询医生。

表3-2 辅食添加顺序

年龄	添加辅食要点	添加的辅食
6个月以前	按需哺乳，每天至少哺乳8次	不要添加辅食
6个月	按需哺乳；开始添加辅食，每天2次辅食，每餐2～3勺	米粉、稠粥、烂面条、菜泥、果泥、蛋黄
7～9个月	按需哺乳；每天3次辅食，每餐2/3碗	稠粥、烂面条、馒头片、菜泥、果泥、蛋、豆腐、肉泥、鱼泥、肝泥
10～12个月	继续母乳；每天3次辅食，1次加餐，每餐3/4碗	软米饭、馄饨、包子、水果、蛋、豆腐、肉泥、肝泥
1～2岁	继续母乳；每天3次正餐，2次加餐，每餐1碗	米饭、馒头、红薯、水果、蛋、奶、豆制品、肉、鱼
2岁以后	断母乳；每天3次正餐，2次加餐，每餐1碗	米饭、饺子、饼、蔬菜、水果、蛋、奶、豆制品、肉、鱼

拓展阅读

7～12月龄婴幼儿一日生活作息及膳食安排

情景案例导入

一、背景介绍

小华是一个7个月大的健康婴幼儿，他的父母非常关心他的日常生活和饮食。他们希望通过合理的生活作息和膳食安排，确保小华的健康和成长。

二、生活作息安排

早晨：早上6点左右，小华醒来，父母为他更换尿布，然后进行晨间护理。

早餐：早餐时间为早上7点左右，父母会为小华准备一碗米糊或蔬菜泥作为早餐的主食。

上午活动：父母会带着小华进行一些简单的户外活动，如散步、晒太阳等。

午餐：午餐时间为中午 12 点左右，父母会为小华准备一份蔬菜泥、鱼泥或肝泥等辅食。

下午活动：父母会陪伴小华玩耍，进行一些亲子活动。

晚餐：晚餐时间为下午 6 点左右，父母会为小华准备一份米糊或蔬菜泥作为晚餐的主食。

睡前护理：晚上 8 点左右，父母会为小华洗漱，更换尿布，然后哄他上床睡觉。

三、膳食安排

早餐：可以提供一份米糊或蔬菜泥，以确保小华的能量需求。

上午加餐：可以提供一些水果泥或酸奶作为加餐，以补充维生素和益生菌。

午餐：可以提供一份蔬菜泥、鱼泥或肝泥等辅食，以确保小华的营养需求。

下午加餐：可以提供一些水果泥或酸奶作为加餐，以补充维生素和益生菌。

晚餐：可以提供一份米糊或蔬菜泥，以确保小华的能量需求。

睡前加餐：可以提供一些牛奶或酸奶作为加餐，以帮助小华入睡。

四、注意事项

1. 在添加新食物时，要随时观察小华的反应，如有过敏症状应立即停止喂食并咨询医生。

2. 根据小华的食欲和消化能力调整喂食量，避免过量或不足。

3. 在喂养过程中，要保持耐心和微笑，与小华建立良好的互动关系。

4. 根据季节和天气情况适当调整小华的衣物和尿布，以保持舒适和卫生。

相关知识

一、7～12 月龄婴幼儿一日生活作息

1. 早晨

8:00～9:00，婴幼儿通常会在这个时间醒来。在起床后，首先需要更换尿布并给婴幼儿洗漱。接着可以给婴幼儿喂奶，并在喂奶后让他们坐一段时间以减少胃部不适。如果天气允许，可以考虑将婴幼儿带到户外散步或者在室内提供一个安全的区域让他玩耍。

2. 上午

9:00～11:30 这个时间段，可以和婴幼儿进行互动游戏，例如唱歌、看书或者玩玩具，可以在室内或者户外进行这些活动。此外，还可以让婴幼儿进行刺激性的活动，例如让他们爬行或者用手捏泡沫等。上午快结束时，可以再次给婴幼儿喂食并更换尿布。

3. 午餐

11:30 ～ 12:30 为午餐时间，可为婴幼儿准备健康的饭食。婴幼儿此时应该可以吃一些固体食物了，例如熟蔬菜、水果和面条等。当然，也需要给婴幼儿提供足够的水分。

4. 午睡

12:30 ～ 14:30 为午休时间，让婴幼儿有充足的睡眠时间，这是成长和发育的重要环节。

5. 下午

14:30 ～ 15:30，可进行室内早教活动训练，通过游戏和互动学习语言、色彩和形状等知识。

15:30 ～ 16:00，可给婴幼儿提供健康的零食，如水果、松饼、发糕等。

16:00 ～ 17:30，可进行户外活动，将婴幼儿带到户外散步玩耍。

6. 晚上

17:30 ～ 19:00 为晚餐时间，为提供美味、可口的晚餐，确保餐后不要过多喝水，以避免影响睡眠，餐后与父母玩耍 30 分钟。

19:00 ～ 20:00 为洗澡时间，泡澡或淋浴可以让婴幼儿放松身心，并帮助他们入睡。

20:00 ～ 20:30，可进行睡眠前的活动，例如读故事绘本、听音乐或按摩等，进入睡眠状态。7 ～ 12 个月的婴幼儿正处于快速生长和发育阶段，饮食营养非常重要。

二、7 ～ 12 月龄婴幼儿一日饮食安排

1. 婴幼儿配方奶或母乳

在这个时期，由于婴幼儿仍然需要消耗大量的能量和营养来支持其生长和发育，故母乳或配方奶应该是主要的食物来源。

2. 半固体食物

7 ～ 12 个月的婴幼儿可以开始逐渐添加半固体食物到他们的饮食中，如米粉、面条、水果、蔬菜和土豆泥等。这些食物可以帮助婴幼儿锻炼口腔运动能力，并为婴幼儿提供更多的营养。

3. 小米粥和其他谷类食物

小米粥和其他谷类食物，如燕麦片、稀饭等也是很好的选择。谷类食物富含碳水化合物和蛋白质，是婴幼儿健康成长所必需的营养元素。

4. 饼干和小面包干

饼干和小面包干等可以作为零食或者辅助食物，但是要注意不要让婴幼儿过度依赖这些食物。

5. 水

7 ～ 12 个月的婴幼儿应该喝足够的水。

拓展阅读

7 ～ 12 月龄婴幼儿健康喂养指导

情景案例导入

一、背景介绍

小宝是一个 7 个月大的健康婴幼儿，他的父母非常关心他的饮食和健康。他们希望了解如何为小宝提供营养均衡的饮食，以确保他的健康成长。

二、问题分析

1. 饮食多样性

如何为小宝提供多样化的饮食，以满足他的营养需求？

2. 食物质地

7 ～ 12 个月大的婴幼儿适合吃的食物质地是怎样的？应该注意哪些食物质地和吞咽问题？

3. 食物过敏

如何判断小宝是否对某种食物过敏？如何预防和处理食物过敏？

4. 饮食习惯

如何培养小宝良好的饮食习惯，例如定时吃饭、自主进食等？

5. 健康饮食

如何为小宝提供健康、营养均衡的饮食，以促进他的生长发育？

三、解决方案

1. 饮食多样性

为小宝提供多样化的食物，包括蔬菜、水果、全谷物、富含蛋白质的食物等。可以尝试将不同颜色的蔬菜和水果混合在一起，以增加视觉吸引力。同时，逐渐引入不同种类的食物，如肉类、鱼类、豆类等，以提供全面的营养。

2. 食物质地

7 ～ 12 个月大的婴幼儿适合吃的食物质地应该是易于咀嚼和吞咽的。可以尝试将食物切成小块或捣成泥状，以方便婴幼儿进食。同时，要注意避免给婴幼儿吃硬的食物，以免造成窒息风险。

3. 食物过敏

如果小宝出现过敏症状，如皮疹、腹泻等，应立即停止给予过敏食物并咨询医生。为了预防食物过敏，可以逐渐引入不同种类的食物，观察小宝的反应，如果发现过敏症状应立即停止并处理。

4. 饮食习惯

培养小宝良好的饮食习惯，例如定时吃饭、自主进食等。可以在固定的时间给予小宝食物，让他自己尝试抓取食物，锻炼自主进食的能力。同时，要避免过度喂养和过度依赖奶瓶等问题。

5. 健康饮食

为小宝提供健康、营养均衡的饮食，以促进他的生长发育。可以参考婴幼儿营养指南，为小宝提供适量的蛋白质、脂肪、碳水化合物、维生素和矿物质等营养素。

四、总结与建议

通过以上问题的分析和解决方案，我们可以为小宝的父母提供以下建议：首先，我们应该提供多样化的食物，包括蔬菜、水果、全谷物、蛋白质食物等；培养小宝良好的饮食习惯，例如定时吃饭、自主进食等。其次，选择适合小宝年龄段的食物质地，避免硬的食物。同时，我们要逐渐引入不同种类的食物，观察小宝的反应，预防和处理过敏问题。最后，要提供健康、营养均衡的饮食，促进小宝的生长发育。

思考题

一、单选题

1. 辅食添加应从富含（   ）的泥糊状食物开始逐步添加，最终达到食物的多样化。

    A. 锌   B. 铁   C. 钙   D. 磷

2. 辅食添加的时间为（   ）。

    A. 3 个月   B. 6 个月   C. 8 个月   D. 10 个月

3. 下列哪项不是辅食添加的原则（   ）。

    A. 由少到多   B. 由稀到稠   C. 由粗到细   D. 循序渐进

4. 7～12 月龄的婴幼儿每日摄入母乳或其他乳类（   ）mL。

    A. 500～700   B. 600～800   C. 400～500   D. 500～600

二、简答题

简述辅食添加的顺序。

参考答案

一、单选题

1.B   2.B   3.C   4.A

二、简答题

辅食添加的顺序为谷物—蔬菜—水果—肉类。

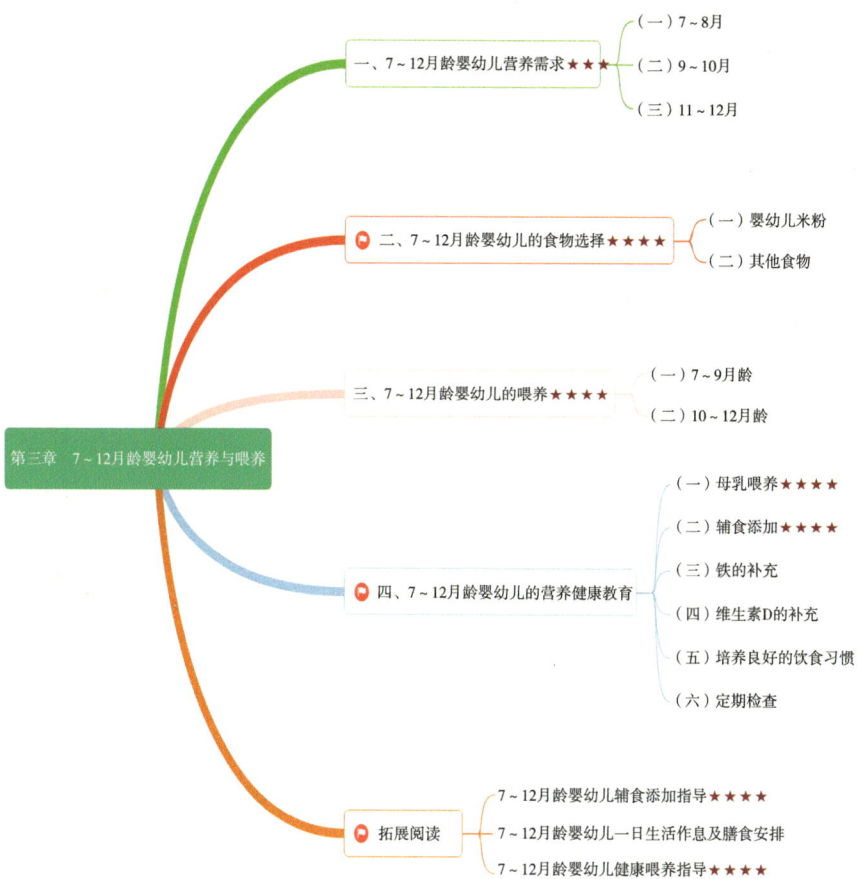

- 一、7～12月龄婴幼儿营养需求 ★★★
  - （一）7～8月
  - （二）9～10月
  - （三）11～12月
- 二、7～12月龄婴幼儿的食物选择 ★★★
  - （一）婴幼儿米粉
  - （二）其他食物
- 三、7～12月龄婴幼儿的喂养 ★★★
  - （一）7～9月龄
  - （二）10～12月龄
- 四、7～12月龄婴幼儿的营养健康教育
  - （一）母乳喂养 ★★★★
  - （二）辅食添加 ★★★★
  - （三）铁的补充
  - （四）维生素D的补充
  - （五）培养良好的饮食习惯
  - （六）定期检查
- 拓展阅读
  - 7～12月龄婴幼儿辅食添加指导 ★★★★
  - 7～12月龄婴幼儿一日生活作息及膳食安排
  - 7～12月龄婴幼儿健康喂养指导 ★★★★

第三章　7～12月龄婴幼儿营养与喂养

第四章　13 ～ 24 月龄婴幼儿营养与喂养

【学习目标】

知识目标：

1. 掌握 13 ～ 24 月龄婴幼儿的营养需求、食物选择。

2. 熟悉 13 ～ 24 月龄婴幼儿的喂养。

3. 了解 13 ～ 24 月龄婴幼儿辅食添加指导、一日膳食安排以及健康喂养指导。

能力目标：

1. 能正确理解 13 ～ 24 月龄婴幼儿的营养需求和食物选择。

2. 能熟悉并掌握辅食添加要点。

素质目标：

具有良好的托育从业人员品质和对婴幼儿的关爱与耐心，具有健康的心理素质和身体素质。

案例导入

小星是一个 1 岁半的活泼可爱的婴幼儿，他已经断奶，并开始逐渐适应成人饮食。然而，平常在饭桌上吃饭时，小星会专注于玩手中的餐具，对于饮食并没有多大的兴趣，并且小星的父母在喂完小星饭后，小星会将饭吐出来，这使得小星的父母非常苦恼，他们希望为小星提供营养更均衡的饮食。

思考：如何培养婴幼儿的良好饮食习惯？

第一节　13 ～ 24 月龄婴幼儿营养需求

一、能量

(一) 13 ～ 24 月龄婴幼儿对能量的需求

一般来说，13 ～ 24 月龄的婴幼儿每天需要摄入 1000 ～ 1200kcal 的能量，其中脂肪提供的能量占总能量的 35% ～ 40%，蛋白质提供的能量占总能量的 14% ～ 15%，碳水化合物提供的能量占总能量的 50% ～ 60%。

对于这个年龄段的婴幼儿，饮食应该以乳类为主，逐渐向固体食物过渡。建议每天给予3～4次的哺乳或配方奶，同时继续引入各种辅食，如水果、蔬菜、谷物、肉类等。在满足婴幼儿对能量需求的同时，也要注意营养的均衡和多样性。

如果婴幼儿的能量摄入不足，会影响其生长发育和健康状况。因此，家长应该注意观察婴幼儿的饮食和生长情况，如有异常应及时就医并听从医生的建议进行治疗。但是家长也要注意不要过度喂养，以免造成婴幼儿肥胖等问题。

（二）13～24月龄婴幼儿缺乏能量的影响

13～24月龄的婴幼儿缺乏能量，可能会影响其正常的生长发育。能量是人体进行生命活动的基础，缺乏能量会导致身体各系统的功能下降，包括新陈代谢、免疫力和神经系统等。

1. 生长发育迟缓

能量，作为生命活动的基本单位，对于婴幼儿的生长发育具有至关重要的意义。婴幼儿期是人体生长发育最迅速的时期，此时期充足的能量供应成为支撑他们健康成长的基石。

在婴幼儿时期，孩子的身高和体重是衡量其生长发育情况的主要指标，而这些指标的增长都离不开能量的支持。能量不仅是身体细胞和组织生长的基础，还是维持各种生理功能和代谢活动所必需的动力。当婴幼儿摄入的能量不足时，他们的身体就会因为缺乏足够的"燃料"而无法进行正常的生长发育，导致身高和体重增长缓慢，甚至停滞。

2. 免疫力下降

能量在免疫系统中的作用是多方面的。首先，能量是免疫细胞正常运作的驱动力。免疫细胞，如白细胞、淋巴细胞等，需要足够的能量来执行其功能，如识别、攻击和清除病原体。当能量供应不足时，这些免疫细胞的功能会受到影响，导致免疫系统的整体效能下降。其次，能量还影响免疫细胞的增殖和分化。在受到感染或疾病侵袭时，身体需要迅速增加免疫细胞的数量和种类以应对病原体的攻击，这一过程需要大量的能量支持。如果能量供应不足，免疫细胞的增殖和分化就会受到影响，从而影响免疫系统的应对能力。

婴幼儿时期，免疫系统尚未完全发育成熟，因此更容易受到能量供应不足的影响。当婴幼儿能量摄入不足时，他们的免疫功能会下降，容易受到细菌或病毒的感染。这不仅增加了婴幼儿患病的风险，还可能影响他们的生长发育和身体健康。

3. 神经系统发育受阻

能量是支撑大脑和神经系统正常运作不可或缺的基础。婴幼儿的大脑是一个高度活跃的器官，其神经元之间的连接和沟通需要大量的能量来维持。这些能量被用于支持神经元的生长、突触的形成以及神经递质的合成等关键过程。如果能量供应不足，会导致大脑发育的迟缓或异常，进而影响婴幼儿的智力发展。

4. 其他问题

缺乏能量还可能导致婴幼儿出现食欲不振、精神萎靡、肌肉萎缩、代谢紊乱等问题。

二、蛋白质

(一) 13 ~ 24 月龄婴幼儿对蛋白质的需求

一般来说，1 岁以内的婴幼儿其每日蛋白质需求量为 3.5g/kg，对于 13 ~ 24 月龄的婴幼儿，要确保每日 25g 的蛋白质摄入量。在每日 500mL 牛奶的基础上，可以搭配 1 个鸡蛋、50 ~ 75g 猪肉或 50 ~ 75g 鱼虾和 50 ~ 100g 谷物。

如果蛋白质摄入不足，容易导致婴幼儿生长发育迟缓、抵抗力下降、智力发育迟缓等严重后果。因此，家长应关注婴幼儿的饮食情况，确保其获得足够的蛋白质。如果婴幼儿出现了缺乏蛋白质的症状，应及时就医并听从医生的建议进行治疗。

(二) 13 ~ 24 月龄婴幼儿缺乏蛋白质的影响

蛋白质是人体必需的营养物质，对于婴幼儿的生长发育至关重要。如果婴幼儿缺乏蛋白质，可能会导致以下问题。

1. 营养不良

蛋白质是构成肌肉的重要成分。婴幼儿在成长过程中，肌肉组织的增长需要大量的蛋白质作为原料。如果蛋白质摄入不足，肌肉的生长就会受到限制，出现肌肉发育不良的情况。这会导致婴幼儿的运动能力下降，无法完成一些基本的动作，如抬头、翻身、爬行等。

婴幼儿的内脏器官如心、肝、脾、肺等都需要蛋白质来维持正常的结构和功能。缺乏蛋白质会导致这些器官发育不良，影响其正常运作。例如，心脏发育不良可能导致婴幼儿心脏功能不全，出现心悸、呼吸困难等症状；肝脏发育不良则可能影响婴幼儿的代谢和解毒能力，导致黄疸、营养不良等问题。蛋白质也是构成骨骼中胶原蛋白的重要成分，胶原蛋白对于维持骨骼的弹性和韧性起着关键作用。缺乏蛋白质会导致骨骼发育不良，出现骨质疏松、骨折等问题。这不仅会影响婴幼儿的身高发育，还可能对其未来的运动能力和生活质量造成长期影响。

2. 免疫力下降

蛋白质是构成免疫系统各个组成部分的基本单元，如抗体、酶和免疫细胞等。这些蛋白质在免疫系统中扮演着识别、攻击和清除病原体的关键角色。对于婴幼儿来说，他们的免疫系统尚未完全发育成熟，对外来病原体的抵抗力相对较弱。缺乏蛋白质的婴幼儿可能会出现易感染疾病、伤口愈合速度减慢、生长发育迟缓等情况。

3. 贫血

蛋白质是构成人体细胞的基本物质，而铁则是血红蛋白的重要组成部分，血红蛋白负责在体内运输氧气。当婴幼儿缺乏蛋白质时，他们的身体对铁的吸收和利用会受到影响。这是因为蛋白质是铁在肠道中被吸收的主要载体。当蛋白质摄入不足时，铁的吸收也会受到阻碍，导致体内铁含量不足。铁含量不足会进一步影响血红蛋白的合成，从而降低血液的携氧能力，引发贫血。贫血不仅会影响婴幼儿的生长发育，还可能导致免疫力下降、易感染等问题。

4. 智力发育受影响

蛋白质作为生命的基础物质，对于大脑的发育具有至关重要的作用。它不仅是构成大脑神经元和突触的基本元素，更是维持大脑正常功能所必需的营养物质。特别是在婴幼儿的成长阶段，蛋白质的摄入量直接影响他们的大脑发育和智力水平。

三、脂肪

（一）13～24月龄婴幼儿对脂肪的需求

13～24月龄的婴幼儿处于快速生长期，对能量的相对需求量高于成人，而脂肪的能量密度最高。脂肪对于婴幼儿的生长发育也十分重要，因为它是构成人体组织和器官的重要成分，尤其是大脑和神经系统。此外，脂肪还能帮助婴幼儿吸收维生素 A、维生素 D、维生素 E、维生素 K 等。

7～12月龄婴幼儿脂肪的适宜摄入量（AI）为占全天总能量的40%，13～24月龄幼儿为35%。此外，婴幼儿也需要较多的 DHA、ARA 等条件必需脂肪酸，以保证大脑及视神经的生长发育。因此，婴幼儿总脂肪摄入量可相对高于成人。

辅食需要适量的油脂，尤其是当辅食以谷物类等植物性食物为主时，应额外添加油脂。7～12月龄不超过10g/d，13～24月龄为5～15g/d。为了确保婴幼儿获得足够的必需脂肪酸，建议选择富含亚油酸、α-亚麻酸等必需脂肪酸的油脂，尤其是富含 α-亚麻酸的油脂。

（二）13～24月龄婴幼儿缺乏脂肪的影响

1. 营养不良

脂肪是婴幼儿生长发育所必需的重要营养物质之一。脂肪不仅为婴幼儿提供能量，还参与了许多重要的生理过程，如细胞膜的构成、维生素的吸收和转运等。缺乏脂肪可能会导致婴幼儿无法获得足够的能量和营养，从而引发营养不良。

2. 免疫力下降

脂肪，这个通常被视为健康饮食的大敌，实际上在人体中扮演着非常重要的角色。尤其是在婴幼儿的成长发育过程中，脂肪不仅是重要的能量来源，更是构成细胞膜的主要成分之一。细胞膜是细胞内外物质交换和信息传递的关键结构，而脂肪则在其中发挥着不可或缺的作用。婴幼儿的免疫系统尚未完全发育，免疫细胞的功能也相对较弱，而脂肪作为免疫细胞细胞膜的主要成分之一，对于维持免疫细胞的正常功能至关重要。如果缺乏脂肪，免疫细胞的细胞膜结构可能会受到影响，进而影响其正常功能，导致婴幼儿的免疫力下降。

3. 大脑发育受影响

脂肪中的 DHA 等成分对婴幼儿的大脑发育至关重要。研究表明，DHA 的摄入量与婴幼儿的智力发展呈正相关，即 DHA 摄入越充足，婴幼儿的智力表现越好。除了 DHA外，其他脂肪成分也对婴幼儿的大脑发育具有重要影响。例如，脂肪中的磷脂是构成细胞膜的主要成分，脂肪还参与合成神经递质，如多巴胺、5- 羟色胺等。缺乏脂肪会导致大脑神经元数量和突触连接的减少，可能导致婴幼儿的智力发育缓慢、情绪不稳定、行为问题等。

4. 生长迟缓

脂肪作为能量的重要提供者，在婴幼儿的生长和发育过程中起着至关重要的作用。脂肪不仅是能量的主要来源，还参与了许多生物化学反应，包括细胞膜的构建、激素的合成和运输等。因此，如果婴幼儿缺乏脂肪，其能量摄入会严重不足，从而对其正常的生长和发育产生不良影响。

四、碳水化合物

（一）13 ～ 24 月龄婴幼儿对碳水化合物的需求

一般来说，1 岁以内每日每千克体重约需碳水化合物 12g，2 岁以上需 10g。碳水化合物供给的热量占需求总热量的 40% ～ 55%。1g 碳水化合物能产生 4.1kcal 的热量。

含碳水化合物较多的食物有杂粮、米、面、薯类等。对于 13 ～ 24 月龄的婴幼儿，除了吃一些谷类食物（比如水稻、小麦、玉米、大麦、燕麦、高粱），还可以在加餐时选择一些饼干或水果，以便及时补充碳水化合物。

碳水化合物能提供婴幼儿身体正常运作的大部分能量，起到保持体温、促进新陈代谢、驱动肢体运动、维持大脑及神经系统正常的作用。特别是大脑的功能，完全靠血液中的碳水化合物氧化后产生的能量来支持。

需要注意的是，由于小儿身体的差异，每天进食的种类、次数和间隔时间上也相应存在差异，但饮食要做到定时和定量。食物在婴幼儿胃里消化的时间为 3 ～ 4 小时，所以一般两餐的相隔时间以 4 小时左右为宜。随着年龄的增长，进餐次数可相应减少，3 岁以上的小儿其饮食可与成年人接轨。

（二）13 ～ 24 月龄婴幼儿缺乏碳水化合物的影响

1. 生长发育迟缓

碳水化合物是婴幼儿主要的能量来源，缺乏碳水化合物会导致能量供应不足，影响正常的生长发育，具体表现为体重减轻、身高增长缓慢等症状。

2. 免疫力下降

碳水化合物是构成免疫细胞的主要成分之一，缺乏碳水化合物可能会影响免疫细胞的功能，从而使免疫力下降，容易感染疾病。

3. 大脑发育受影响

碳水化合物进入人体后形成的葡萄糖，是维持大脑运转的必需营养物质。缺乏碳水化合物会导致葡萄糖供应不足，影响脑细胞的活性，进而影响婴幼儿的智力发育，表现为语言功能欠佳、注意力下降等。

4. 低血糖症状

缺乏碳水化合物会导致血糖降低，出现头晕、心悸、乏力等症状，严重者甚至可能出现低血糖昏迷。

五、钙

（一）13～24月龄婴幼儿对钙的需求

13～24月龄的婴幼儿对钙的需求量为每天500～600mg。这个年龄段的婴幼儿正处于骨骼和牙齿发育的关键时期，钙的需求量相对较大。如果婴幼儿摄入的钙不足，可能会影响骨骼和牙齿的正常发育。

一般来说，13～24月龄的婴幼儿每天需要喝3～4次奶，同时也可以通过添加富含钙的辅食来满足钙的需求。富含钙的食物包括蛋黄、鱼肉、豆类、绿叶蔬菜等。

此外，家长还需要注意婴幼儿饮食的均衡，多食用富含维生素D的食物，如鱼肝油、蛋黄等，以促进钙的吸收。如果婴幼儿出现缺钙的症状，如夜惊、枕秃等，可以适当补充钙剂和维生素D。但需要注意的是，补充钙剂和维生素D需要在医生的指导下进行，家长切勿自行给婴幼儿随意补充。

（二）13～24月龄婴幼儿缺乏钙的影响

1. 生长发育落后

婴幼儿时期是人生中生长发育最为迅速的阶段，而钙作为骨骼和牙齿的主要成分，对于婴幼儿的身高、体重增长具有至关重要的作用。缺钙可能导致婴幼儿的身高、体重增长缓慢，使他们的身高、体重低于同龄人。

2. 牙齿发育不良

钙是构成牙齿和骨骼的主要矿物质，对于婴幼儿牙齿和骨骼的发育至关重要。如果婴幼儿体内缺乏足够的钙，牙齿可能会发育不良，表现为牙齿生长缓慢、牙齿小而脆弱、牙齿排列不整齐等问题。更为严重的是，缺钙的婴幼儿容易出现龋齿，表现为牙齿表面出现孔洞和缺损。由于缺钙导致牙齿脆弱，婴幼儿更容易受到细菌的侵袭，从而引发龋齿。

3. 神经系统异常

当婴幼儿体内钙离子浓度降低时，神经肌肉的兴奋性会增高，容易出现抽搐现象。如果抽搐现象频繁发生或者持续时间较长，会导致脑部缺氧、缺血，从而引发脑细胞死亡和神经纤维损伤，对脑部造成不可逆的损伤。这种脑损伤可能会影响婴幼儿的智力、运动、语言等多方面的发展，给家庭和社会带来沉重的负担。

4. 骨骼发育异常

当婴幼儿缺钙严重时，会直接影响骨骼的发育。钙是构成骨骼的主要成分之一，缺钙会导致骨骼变得脆弱易碎，容易发生骨折。同时，缺钙还会引起骨骼变形，出现膝内翻、膝外翻等异常形态。缺钙也会导致肋骨外翻，使得胸廓变得扁平，进而影响肺部的正常扩张。这不仅会影响婴幼儿的呼吸功能，还可能增加患上呼吸道疾病的风险。此外，缺钙还会导致婴幼儿的身高矮、驼背等症状。

5. 免疫功能低下

婴幼儿的免疫系统正处于发育阶段，钙的摄入还有助于提高免疫功能，预防感染性疾病的发生。如果婴幼儿缺钙，可能会导致免疫功能低下，易感染疾病，影响他们的健康成长。

六、铁

（一）13 ～ 24 月龄婴幼儿对铁的需求

13 ～ 24 月龄的婴幼儿每天需要摄入铁的量为 9mg，以满足其生长发育的需要。婴幼儿可以通过添加富含铁的食物来满足需求，如动物肝脏、动物血制品、瘦肉等。此外，也可以通过铁补充剂来补充，但应在医生的指导下进行。

如果婴幼儿缺铁严重，可能会影响他们的生长发育和免疫力。因此，家长应关注婴幼儿的铁摄入量，并采取措施保证其获得足够的铁。

需要注意的是，铁虽然重要，但摄入过多也会对身体造成伤害。因此，在使用铁补充剂时，应严格按照医生的建议进行使用，并注意观察婴幼儿的反应和症状。同时，家长也应该注意控制婴幼儿饮食中铁的摄入量，以避免影响健康。

（二）13 ～ 24 月龄婴幼儿缺乏铁的影响

1. 发育迟缓

铁是婴幼儿身体发育所必需的重要营养元素之一，它在血红蛋白和肌红蛋白的合成中发挥着关键作用，有助于运输氧气和营养物质到身体的各个部位。同时，铁是构成骨骼和肌肉的重要成分之一，缺铁会影响骨骼和肌肉的正常发育。

2. 免疫力下降

免疫系统是保护人体免受外界病原体侵害的重要系统，而铁是免疫系统正常运作所必需的营养素之一。缺铁会导致免疫细胞数量减少、功能下降，使得婴幼儿更容易受到感染，如感冒、腹泻等。

3. 影响智力，并易产生情绪问题

研究表明，缺铁会导致大脑神经元的数量减少，神经传导速度变慢，进而影响婴幼儿的智力发展和学习能力。长期缺铁可能会导致婴幼儿出现智力发育迟缓、学习能力下降等问题，给他们的未来带来不可逆转的影响。此外，缺铁还会对婴幼儿的情绪和行为产生影响，缺铁的婴幼儿往往表现出情绪不稳定、易怒、注意力不集中等症状。

4. 贫血

缺铁是婴幼儿常见的营养缺乏问题之一，其后果严重，其中最为人们熟知的就是导致贫血。婴幼儿缺铁性贫血是一种常见的营养性贫血，它是由于体内铁元素供应不足，无法满足红细胞生成的需要，进而导致红细胞数量减少、质量下降，血红蛋白合成受阻，最终引发贫血。婴幼儿缺铁性贫血的症状多种多样，其中面色苍白和身体乏力是最为常见的表现，还可能表现为食欲不振、生长发育迟缓、易感染等症状。

如果婴幼儿出现缺铁的症状，应及时就医并听从医生的建议进行治疗。同时，家长也可以通过添加富含铁的食物来提高婴幼儿的铁摄入量。但是补充剂应在医生的指导下使用，以确保安全和有效性。

七、锌

（一）13～24月龄婴幼儿对锌的需求

13～24月龄的婴幼儿对锌的需求量相对较高，但具体需求量取决于多种因素，包括婴幼儿的年龄、体重、生长速度以及整体健康状况等。根据《中国居民膳食指南（2022）》中锌参考摄入量的建议，13～24月龄婴幼儿每天需要摄入3.5～4.5mg的锌。

锌是人体必需的微量元素之一，对婴幼儿的生长发育具有重要作用。锌主要存在于骨骼、头发等部位，可以提高食欲、强壮机体，对于儿童的正常生长发育有重要作用。因此，家长应注意保证婴幼儿的饮食中包含足够的锌。富含锌的食物包括瘦肉、禽肉、鱼类、蛋类、豆类等。家长可以通过添加这些食物来满足婴幼儿的锌需求。此外，如果婴幼儿出现缺锌的症状，如食欲不振、生长迟缓等，应及时就医并听从医生的建议进行治疗。但是补充剂应在医生的指导下使用，以确保安全和有效性。

需要注意的是，锌的摄入量也需要在适宜范围内，过量摄入可能会引起中毒。因此，在使用锌补充剂时，应严格按照医生的建议进行使用，并注意观察婴幼儿的反应和症状。同时，家长也应该注意控制婴幼儿饮食中锌的摄入量，以避免影响健康。

（二）13～24月龄婴幼儿缺乏锌的影响

13～24月龄的婴幼儿缺乏锌可能会出现多种症状。

1. 生长发育迟缓

锌是DNA和RNA合成的重要成分，对于细胞的增殖和分化至关重要。在婴幼儿期，身体细胞的迅速增长和分化是生长发育的基础，而锌的缺乏会严重阻碍这一过程。研究表明，缺锌对婴幼儿的生长发育具有显著的负面影响。一项对数百名婴幼儿的研究发现，缺锌的婴幼儿身高、体重和头围等生长发育指标明显低于正常婴幼儿。此外，缺锌还可能导致婴幼儿智力发育迟缓，影响他们的学习能力和未来的生活质量。

2. 免疫功能下降

锌与免疫系统的关系十分密切。免疫细胞是人体抵抗外界病原体入侵的重要力量，而锌则是这些免疫细胞的"燃料"。缺锌会导致免疫细胞的数量减少，使得婴幼儿的免疫功能明显下降，从而增加感染疾病的风险。这种风险不仅涉及常见的感冒、发热等小病小痛，还可能包括更为严重的如肺炎、腹泻等疾病。

3. 食欲减退

锌是味觉蛋白的重要组成部分，它能够增强味蕾的敏感度，让我们能够感受到食物的风味。如果婴幼儿体内缺乏锌元素，就会导致味蕾功能受损，进而影响他们的味觉。在这种情况下，婴幼儿可能会出现食欲减退、偏食等问题。

4. 皮肤问题

当婴幼儿缺锌时，他们的皮肤可能会遭受损害。缺锌会导致皮肤细胞再生和修复能力下降，从而使皮肤变得干燥、粗糙。这种干燥的皮肤更容易受到损伤，例如出现裂口或破损，进一步增加了感染的风险。缺锌还会使婴幼儿更容易患上皮肤疾病，如脓疱病、湿疹等。

5. 神经系统发育受影响

锌是 DNA 和 RNA 合成的重要物质，能够促进神经元的生长和分化，提高神经传导的速度和准确性。因此，缺锌可能会影响婴幼儿的智力发展，导致注意力不集中等问题。锌能够影响脑内神经递质的合成和释放，从而影响婴幼儿的情绪调节能力，可能导致婴幼儿出现情绪不稳定、易烦躁、焦虑等问题。

八、碘

（一）13 ～ 24 月龄婴幼儿对碘的需求

13 ～ 24 月龄的婴幼儿对碘的需求量相对较高，但具体需求量也取决于多种因素，包括婴幼儿的年龄、体重、生长速度以及整体健康状况等。根据中国营养学会的建议，13 ～ 24 月龄婴幼儿每天需要摄入 100 ～ 120μg 的碘，以满足其生长发育的需要。

家长可以通过添加富含碘的食物来满足婴幼儿的需求，如海带、紫菜、海鱼等海产品。此外，也可以通过碘盐来补充。但是，补充剂应在医生的指导下使用，以确保安全和有效性。

需要注意的是，碘是一种微量元素，过量摄入可能会引起甲状腺等相关问题。因此，在使用碘补充剂时，应严格按照医生的建议进行使用，并注意观察婴幼儿的反应和症状。同时，家长也应该注意控制婴幼儿饮食中碘的摄入量，以避免影响健康。

（二）13 ～ 24 月龄婴幼儿缺乏碘的影响

1. 甲状腺功能减退

在婴幼儿的早期发育阶段，甲状腺激素对于骨骼、神经系统和大脑的发育都有着至关重要的作用。如果缺碘，就会导致甲状腺激素合成不足，从而引发便秘、哭声嘶哑、食欲降低、表情呆滞等一系列的症状。

2. 免疫力下降

当婴幼儿体内缺碘时，会导致甲状腺激素合成不足，进而影响免疫系统的正常功能，使婴幼儿容易受到外界病毒和细菌的入侵，导致经常感冒、发热等问题。

3. 智力发育受阻

在婴幼儿时期，大脑发育迅速，需要大量的甲状腺激素来支持神经元的生长和突触的形成。碘缺乏会对婴幼儿的大脑发育产生严重影响。碘缺乏会导致婴幼儿的智力发育迟缓，表现为注意力不集中、记忆力减退等问题。这些影响可能会持续存在，对婴幼儿未来的学习和成长造成长期影响。

九、维生素 A

（一）13 ~ 24 月龄婴幼儿对维生素 A 的需求

13 ~ 24 月龄的婴幼儿对维生素 A 的需求量相对较高，但具体需求量取决于多种因素，包括婴幼儿的年龄、体重、生长速度以及整体健康状况等。根据中国营养学会的建议，13 ~ 24 月龄婴幼儿维生素 A 的适宜摄入量为每天 300 ~ 400μg 视黄醇当量，最高摄入量为每天 600μg 视黄醇当量。

家长可以通过添加富含维生素 A 的食物来满足婴幼儿的需求，如动物肝脏、蛋黄、奶制品等。此外，也可以通过维生素 A 补充剂来补充。但是，补充剂应在医生的指导下使用，以确保安全和有效性。

需要注意的是，维生素 A 是一种脂溶性维生素，过量摄入可能会引起中毒。因此，在使用维生素 A 补充剂时，应严格按照医生的建议进行使用，并注意观察婴幼儿的反应和症状。同时，家长也应该注意控制婴幼儿饮食中脂肪的摄入量，以避免影响维生素 A 的吸收和利用。

（二）13 ~ 24 月龄婴幼儿缺乏维生素 A 的影响

13 ~ 24 月龄的婴幼儿缺乏维生素 A 可能会产生以下影响。

1. 眼部症状

缺乏维生素 A 的婴幼儿可能会出现夜盲症，即在暗光环境中视物不清。随着病情的发展，还可能出现眼睛干涩、角膜软化等问题。

2. 皮肤症状

婴幼儿可能出现皮肤干燥、脱屑和瘙痒等症状。严重时，可能导致毛囊角化，引起毛发干燥、失去光泽，甚至易脱落。

3. 生长发育障碍

缺乏维生素 A 可能影响骨骼生长和牙齿发育，导致身高落后、牙釉质易剥落等。

4. 免疫功能下降

维生素 A 是免疫系统所必需的营养素之一，缺乏维生素 A 可能导致免疫力下降，使婴幼儿容易感染疾病。

5. 其他症状

缺乏维生素 A 还可能导致婴幼儿外周血清铁降低，出现类似于缺铁性贫血的小细胞低色素性贫血。

十、维生素 D

(一) 13 ～ 24 月龄婴幼儿对维生素 D 的需求

婴幼儿处于快速生长发育期，对维生素 D 的需求量较大。足月儿出生后 2 周开始补充维生素 D，一般为每天 400U，这个剂量要持续到 1 岁；在婴幼儿 1 ～ 2 岁之间，每天需要补充 600U 的维生素 D；2 岁以上的每天需要补充 800U。请注意，这是指营养补充剂的量，如果是通过饮食来补充，则需根据饮食情况来确定。另外，对于早产儿、双胞胎或多胞胎的婴幼儿，建议从出生 14 天开始每天补充维生素 D 800U，除非有某些疾病的情况。

(二) 13 ～ 24 月龄婴幼儿缺乏维生素 D 的影响

1. 骨骼生长发育不良

维生素 D 有助于促进钙和磷的吸收，这两种矿物质对于骨骼的正常生长和发育至关重要。当体内维生素 D 充足时，钙和磷能够有效地被骨骼吸收和利用，从而保持骨骼的坚固和强壮。当维生素 D 摄入不足时，骨骼健康就会受到严重威胁。缺乏维生素 D 会导致钙和磷的吸收减少，进而引发骨骼软化、易折断等问题。

2. 免疫力下降

维生素 D 可以帮助激活身体的免疫系统，使其能够更好地应对各种外界病原体的攻击。具体来说，维生素 D 可以促进免疫细胞的生长和分化，增加它们的数量并增强功能。如果维生素 D 摄入不足，免疫力则会降低，使人体更容易感染各种疾病，包括感冒、流感等呼吸系统疾病以及心血管系统疾病。

3. 牙齿健康问题

维生素 D 有助于身体对钙和磷的吸收和利用，这两种矿物质是牙齿和骨骼的主要成分。在牙齿形成的过程中，钙和磷的沉积和矿化是关键步骤。维生素 D 的缺乏会导致钙和磷的吸收不足，从而影响牙齿的正常矿化过程。矿化不良的牙齿不仅质地脆弱，容易受到外界因素的损害，而且更容易受到细菌的侵袭，从而增加患龋齿的风险。

4. 神经系统问题

在维生素 D 缺乏的早期阶段，神经系统可能会表现出兴奋性增高的症状，如易激惹、失眠、肌肉紧张等。这些症状可能是由于维生素 D 缺乏导致神经递质合成受阻或神经传导受阻所引起的。

十一、其他维生素

婴幼儿还需要注意补充维生素 C、维生素 B 族等。富含这些维生素的食物包括新鲜的蔬菜、水果、全谷类食物等。其他维生素的需求如维生素 B_1（RNI）0.6mg/d，维生素 B_2（RNI）0.6mg/d，维生素 C（RNI）40mg/d。

第二节 13~24月龄婴幼儿的食物选择

一、13~24月龄婴幼儿的食物选择应多样化

1. 谷类食物

如米粉、面条、面包等，提供婴幼儿所需的能量和碳水化合物。

2. 蔬菜和水果

提供丰富的维生素和矿物质，如胡萝卜、菠菜、苹果、香蕉等。

3. 蛋白质丰富的食物

如鸡蛋、鱼、肉、豆腐等，提供婴幼儿生长发育所需的蛋白质。

4. 奶制品

奶制品如牛奶、酸奶、奶酪等，提供钙和其他营养素。

在选择食物时，应注意以下几点：

（1）避免食物单一化，尽量提供多种食物，让婴幼儿尝试不同的口味和质地。

（2）选择新鲜、无污染的食物，避免含有过多添加剂和防腐剂的食物。

（3）根据婴幼儿的年龄和咀嚼能力，选择适合的食物形态，如泥状、碎状、小块状等。

二、13~24月龄婴幼儿饮食具体注意事项

1. 食物性状

1岁之前的婴幼儿基本可以吃碎状、丁状食物，进入1岁后，可以进一步训练婴幼儿的咀嚼能力，食物的形状可以是粒状、块状，然后慢慢过渡到普通食物。

2. 餐次

13~15个月的婴幼儿可以是3餐加1次点心，16个月后的婴幼儿可以是每天3餐加2次点心的模式。每次进餐时间应在20~25分钟，按时规律就餐。幼儿食量可波动，不强求定量。

3. 必要的营养补充

由于1~2岁幼儿每天钙需求量为600mg，一般如果能够摄入500mL的奶，再加上从食物中摄取的钙，一天的量是足够的；如果每天奶量只能保证300mL左右，那就需要额外补充钙剂。

4. 行为培养很关键

这个阶段要培养婴幼儿良好的进餐习惯，避免挑食、偏食；可以训练婴幼儿开始用勺子、筷子等，逐步培养婴幼儿自己进食。如果幼儿有不喜欢吃的东西，不要强迫。

进餐时建议与家人同桌，这样便于交流，增进感情，但进餐时不要看电视、玩手机、玩玩具等，不要追着喂食。1岁后开始训练使用水杯饮奶或饮水，在1~2岁内戒除奶瓶。

5. 不适合吃的食物

易呛入气管的食物：整粒花生、腰果等坚果，婴幼儿无法咬碎且容易呛入气管，禁止食用。果冻等胶状食物不慎吸入气管后不易取出，也不适合 2 岁以下的婴幼儿。如果要吃花生等坚果，一定要打碎后再食用。

重口味食物：腌、熏、卤制、重油、甜腻、辛辣刺激的重口味食物不适合婴幼儿。

第三节　13 ～ 24 月龄婴幼儿的喂养

一、喂养原则

1. 继续母乳喂养

母乳仍然是 13 ～ 24 月龄婴幼儿的主要营养来源，但母乳量可能逐渐减少。如果母乳不足，可以添加配方奶作为补充。

2. 引入多种食物

在这个阶段，婴幼儿需要引入更多的食物来满足其生长发育的需要。家长可以逐渐引入各种食物，包括蔬菜、水果、谷物、肉类、豆类等。

3. 保持适量膳食

婴幼儿的膳食应该保持适量，避免过度喂养或营养不良。家长可以根据婴幼儿的年龄和体重，参考相关的喂养指南来制订合适的膳食计划。

4. 注重饮食均衡

婴幼儿的饮食应该注重均衡，包括蛋白质、脂肪、碳水化合物、维生素和矿物质的摄入。家长可以提供多样化的食物，确保婴幼儿获得足够的营养。

5. 鼓励自主进食

在这个阶段，婴幼儿可以开始尝试自己进食。家长可以提供适合婴幼儿年龄和能力的餐具和食物，鼓励婴幼儿自己动手尝试。

二、喂养方法

很多家长在给婴幼儿添加新的食物时，常常在婴幼儿拒绝一两次后就放弃了。婴幼儿接受一种新的食物是需要一个过程的，家长可以尝试喂 10 ～ 15 次，使婴幼儿适应并接受这种新的食物。给婴幼儿喂饭时要用小勺，不要用奶瓶。喂水等液体时，家长可以帮助婴幼儿用杯子饮用。

有调查结果显示，超过 1/3 的母亲将食物作为幼儿的奖励，只有 9 % 的母亲是用表扬或拥抱作为奖励。用食物作为奖励的方式并不利于婴幼儿和家长之间良好关系的发展，所以喂养指南建议家长要避免用食物作为奖励，可以用表扬和拥抱作为奖励。同时指南中也指出，家长要鼓励婴幼儿多进行有益的体力活动，而不鼓励 2 岁以下的婴幼儿看电视或边看电视边吃饭，以预防肥胖。

第四节 13～24月龄婴幼儿的营养健康教育

13～24月龄婴幼儿的营养健康教育主要包括以下几个方面。

1. 及时添加辅食

根据婴幼儿的发育情况，及时引入各种食物，确保营养的全面性。遵循由一种到多种、由少到多、由稀到稠、由细到粗的原则，逐渐增加食物的种类和数量。

2. 鼓励婴幼儿自己进食

在保证安全的前提下，鼓励婴幼儿自己动手尝试进食，培养其独立性和自信心。同时，注意观察婴幼儿的进食需求，顺应喂养，避免过度喂养或强迫进食。

3. 培养良好的饮食习惯

建立规律的进餐时间，避免过度饮食或暴饮暴食。鼓励婴幼儿尝试各种食物，培养其对食物的喜爱和兴趣。同时，避免提供过多的零食和含糖饮料，保持饮食的均衡和健康。

4. 关注婴幼儿的饥饿和饱足信号

观察婴幼儿的饥饿和饱足信号，及时回应并调整喂养方式。避免过度喂养或饥饿过度，确保婴幼儿的健康和成长。

5. 宣传教育

向家长宣传营养健康知识，提高他们对婴幼儿营养的重视程度。鼓励家长与婴幼儿一起参与进餐过程，培养良好的饮食习惯和亲子关系。

拓展阅读

13～24月龄婴幼儿进餐看护与问题识别

情景案例导入

一、背景介绍

小明是一个13个月大的健康幼儿，他的父母非常关注他的饮食和健康。他们希望了解如何为小明提供营养均衡的饮食，并能够及时识别和处理饮食相关的问题。

二、问题分析

1. 饮食偏好

如何了解小明的饮食偏好，并为他提供多样化的食物选择？

2. 自主进食能力

小明是否具备自主进食的能力？如何培养他的自主进食能力？

3. 食物过敏和敏感

如何判断小明是否对某种食物过敏或敏感？如何预防和处理食物过敏和敏感问题？

4. 饮食习惯

如何培养小明良好的饮食习惯，例如定时吃饭、不挑食等？

5. 进餐问题识别

如何识别小明在进餐过程中可能出现的问题，例如食欲不振、消化不良等？

三、解决方案

1. 饮食偏好

观察小明的饮食行为，了解他对不同食物的反应。逐渐引入新的食物，观察他的接受程度，并根据他的反应调整食物的种类和烹饪方式。同时，可以尝试与小明一起制作食物，让他参与食物的选择和制作过程，增加他对食物的兴趣。

2. 自主进食能力

鼓励小明自己抓取食物，锻炼他的手指灵活性和协调性。可以将食物切成小块或捣成泥状，方便他抓取和吞咽。同时，要注意观察他的进食情况，避免食物过大或过硬导致窒息风险。

3. 食物过敏和敏感

如果小明出现过敏症状，如皮疹、腹泻等，应立即停止给予过敏食物并咨询医生。为了预防食物过敏和敏感问题，可以逐渐引入不同种类的食物，观察小明的反应。如果发现过敏症状应立即停止并处理。

4. 饮食习惯

培养小明良好的饮食习惯，例如定时吃饭、不挑食等。可以制订一个固定的进餐时间表，并在固定的时间给予他食物。同时，要鼓励他尝试不同的食物，避免挑食和偏食。

5. 进餐问题识别

观察小明的进餐情况，注意他的食欲、进食量、消化情况等。如果发现食欲不振、消化不良等问题，应及时咨询医生并寻求专业建议。同时，要注意观察是否有其他疾病或不适症状的出现，以便及时处理。

四、总结与建议

通过以上的问题分析和解决方案，我们可以为小明的父母提供以下建议：首先，要观察小明的饮食行为，了解他的饮食偏好并逐渐引入新的食物。在进食时，注意观察小明的进餐情况，及时识别和解决可能存在的问题，鼓励小明自己抓取食物，锻炼他的自主进食能力。之后，要逐渐引入不同种类的食物，观察小明的反应以预防食物过敏和敏感问题。同时，培养小明良好的饮食习惯，如定时吃饭、不挑食等。

相关知识

一、餐前准备

1.托育师准备

（1）擦桌子。

（2）分饭菜。

（3）介绍饭菜。

2.幼儿准备

（1）如厕。

（2）盥洗。

二、餐中照料

1.营造良好的进餐氛围

（1）播放轻松悦耳的轻音乐。

（2）托育师和蔼、悉心照护。

2.指导幼儿正确使用餐具

（1）小班、中班幼儿：正确使用勺子。

（2）大班幼儿：正确使用筷子。

3.指导幼儿正确咀嚼食物

细嚼慢咽，口中食物过干时，喝一口汤。

4培养良好的进餐姿势

（1）脚平放在地面上，身体略前倾，前臂自然放在餐桌边缘处。

（2）一手扶碗，一手拿勺或筷子，双手将碗端起。

5.培养良好的进餐习惯

（1）定时、定位、定量。

（2）专心、文明。

三、餐后整理

1.幼儿整理

（1）放餐具。

（2）擦嘴。

（3）漱口。

（4）散步。

2.托育师整理

（1）清洁餐具。

（2）清洗餐具。

（3）消毒餐具。

（4）清洁地面。

四、进餐卫生

1. 个人卫生
（1）饭前饭后洗手。
（2）便前便后洗手。

2. 饮食卫生
（1）不用手抓饭。
（2）不吃不洁食物。

五、注意事项

1. 应避免幼儿说笑打闹，防止异物进入呼吸道。
2. 不餐中批评幼儿，不催促、比赛进餐。
3. 及时解决进餐中出现的问题。
4. 对于挑食的幼儿应耐心指导。
5. 吃带骨头和带刺的食物时，更应密切观察，进行指导。

拓展阅读

13 ～ 24 月龄婴幼儿一日膳食安排

情景案例导入

一、背景介绍

小宝是一个 13 ～ 24 月龄的婴幼儿，他的父母非常关注他的饮食健康。他们希望了解如何为小宝制订合理的一日膳食安排，以确保他获得足够的营养和能量。

二、问题分析

1. 营养需求
13 ～ 24 月龄的婴幼儿需要哪些营养素？如何满足他们的营养需求？

2. 食物种类
哪些食物适合 13 ～ 24 月龄的婴幼儿？如何提供多样化的食物选择？

3. 膳食搭配
如何合理搭配主食、蔬菜、水果、肉类等食物，确保营养均衡？

4. 饮食习惯
如何培养小宝良好的饮食习惯，例如定时吃饭、不挑食等？

三、解决方案

1. 营养需求

根据 13～24 月龄婴幼儿的生长发育特点，他们需要摄入足够的蛋白质、脂肪、碳水化合物、维生素和矿物质等。在制订一日膳食安排时，要确保食物中的营养素含量符合国家标准。

2. 食物种类

13～24 月龄的婴幼儿可以逐渐引入多种食物，包括蔬菜、水果、谷物、肉类、蛋类等。在选择食物时，要注意选择新鲜、无污染的食物，并根据其口味和喜好进行调整。

3. 膳食搭配

在制订一日膳食安排时，要注意合理搭配主食、蔬菜、水果、肉类等食物。主食可以选择米粉、面条、粥等，蔬菜可以选择胡萝卜、菠菜、西兰花等，水果可以选择苹果、香蕉、梨等，肉类可以选择鸡肉、鱼肉、猪肉等。同时，要注意食物的烹饪方式和食用量，确保食物易于消化吸收。

4. 饮食习惯

在培养小宝良好的饮食习惯时，要注意以下几点：定时吃饭，避免过度喂养；不挑食，鼓励尝试多种食物；注意饮食卫生，避免食物污染；控制零食的摄入量，避免影响正餐食欲。

四、一日膳食安排示例

早餐：牛奶或配方奶 150mL，米粉（或面条）适量，鸡蛋 1 个（或蛋黄 1 个），新鲜水果适量。

上午加餐：酸奶 1 小杯，饼干或面包适量。

午餐：米饭或面条适量，蔬菜泥或碎菜适量，鱼肉或鸡肉适量，新鲜水果适量。

下午加餐：牛奶或配方奶 150mL，小馒头或饼干适量。

晚餐：米饭或面条适量，蔬菜泥或碎菜适量，豆腐或豆制品适量，新鲜水果适量。

晚间加餐：牛奶或配方奶 150mL。

五、总结与建议

通过以上的问题分析和解决方案，我们可以为小宝的父母提供以下建议：

1. 根据 13～24 月龄婴幼儿的生长发育特点，制订合理的膳食计划。

2. 选择新鲜、无污染的食物，并根据其口味和喜好进行调整。

3. 合理搭配主食、蔬菜、水果、肉类等食物，确保营养均衡。

相关知识

一、每日膳食食物安排（表 4-1）

表 4-1　每日膳食食物安排

食物种类	蛋类、鱼虾类、瘦畜禽肉等	米和面粉等谷类食物	新鲜绿色、红黄色蔬菜	新鲜水果	植物油
重量（g）	100	125～150	150～200	150～200	20～25

二、每日膳食时间安排

13～24 月龄幼儿应与家人一起进食一日三餐，并在早餐和午餐、午餐和晚餐之间，以及临睡前各安排一次点心。13～24 月龄幼儿每天仍保持约 500mL 的奶量，鸡蛋 1 个，肉禽鱼 50～75g，软饭、面条、馒头、强化铁的婴幼儿米粉等谷物类 50～100g；继续尝试不同种类的蔬菜和水果，尝试啃咬水果片或煮熟的大块蔬菜。其每日膳食时间可大致安排如下（表 4-2）：

表 4-2　每日膳食时间安排

时间	膳食
早上 7 点	母乳和 / 或配方奶，加婴幼儿米粉或其他辅食，尝试家庭早餐
上午 10 点	母乳和 / 或配方奶，加水果或其他点心
中午 12 点	各种辅食，鼓励幼儿尝试成人的饭菜，鼓励幼儿自己进食
下午 3 点	母乳和 / 或配方奶，加水果或其他点心
下午 6 点	各种辅食，鼓励幼儿尝试成人的饭菜，鼓励幼儿自己进食
晚上 9 点	母乳和 / 或配方奶

三、13～24 月龄幼儿一日食谱举例（表 4-3）

表 4-3　13～24 月龄幼儿一日食谱举例

类别	食物
乳类	幼儿配方奶粉 80g（冲调 640mL），或液态奶 350g，加蔗糖 25g
肉类	猪肝 2.5g，鸡蛋 50g，带鱼 25g，瘦猪肉 50g
谷类	小麦粉 75g，大米 50g
蔬菜	油菜心 50g，胡萝卜 50g，生菜 50g，水发木耳 25g
水果	草莓 100g，蜜橘 50g，香蕉 50g
油类	花生油 15g，芝麻油 10g

提示：

夏季气温较高，婴幼儿食欲欠佳，饭菜搭配应注意色彩鲜明、形式多样、清爽可口，引起婴幼儿的食欲。夏季出汗多，容易造成体内水溶性维生素 B_1、维生素 C 等的流失，应在膳食中重点补充。喝粥时，可进食少量的咸蛋等，以补充因排汗损失的盐分。每餐稀干搭配以补充水分。午点可安排西瓜类水果，起到清热解暑的作用。夏季气温较高，含蛋白质的食物容易变味，应现吃现做。

拓展阅读

13 ～ 24月龄婴幼儿健康喂养指导

情景案例导入

一、背景介绍

小明是一个 13 ～ 24 月龄的婴幼儿，他的父母非常关注他的健康和成长。他们希望了解如何为小明提供健康的喂养指导，以确保他获得足够的营养和能量。

二、问题分析

1. 饮食特点

13 ～ 24 月龄的婴幼儿饮食特点是什么？如何根据他们的饮食特点进行喂养？

2. 营养需求

13 ～ 24 月龄的婴幼儿需要哪些营养素？如何满足他们的营养需求？

3. 食物种类

哪些食物适合 13 ～ 24 月龄的婴幼儿？如何提供多样化的食物选择？

4. 饮食习惯

如何培养小明良好的饮食习惯，例如定时吃饭、不挑食等？

三、解决方案

1. 饮食特点

13 ～ 24 月龄的婴幼儿已经逐渐适应了辅食，但仍需要继续母乳喂养。他们的饮食应该以母乳或配方奶为主，逐渐引入各种食物。在选择食物时，要注意选择易于消化吸收的食物。

2. 营养需求

13 ～ 24 月龄的婴幼儿需要摄入足够的蛋白质、脂肪、碳水化合物、维生素和矿物质等。在制订喂养计划时，要确保食物中的营养素含量符合国家标准。

3. 食物种类

适合 13 ～ 24 月龄的婴幼儿的食物包括蔬菜、水果、谷物、肉类、蛋类等。在选择食物时，要注意选择新鲜、无污染的食物，并根据婴幼儿的口味和喜好进行调整。

4. 饮食习惯

在培养小明良好的饮食习惯时，要注意以下几点：定时吃饭，避免过度喂养；不挑食，鼓励尝试多种食物；注意饮食卫生，避免食物污染；控制零食的摄入量，避免影响正餐食欲。

四、健康喂养指导

1. 母乳喂养

继续母乳喂养，母乳是婴幼儿最好的食物。如果母乳不足，可以选择合适的配方奶进行补充。

2. 辅食引入

逐渐引入各种食物，但要注意避免引入过敏性食物。在引入新食物时，要观察婴幼儿的反应，如有过敏症状应及时停止。

3. 多样化食物选择

为婴幼儿提供多样化的食物选择，包括蔬菜、水果、谷物、肉类、蛋类等。同时要注意食物的烹饪方式和食用量，确保食物易于消化吸收。

4. 定时吃饭

建立规律的饮食习惯，定时吃饭有助于婴幼儿的消化吸收。同时要注意控制零食的摄入量，避免影响正餐食欲。

5. 注意饮食卫生

保持餐具和食物的清洁卫生，避免食物污染。在烹饪和储存食物时要注意卫生要求。

6. 补充维生素 D

13～24 月龄的婴幼儿需要补充维生素 D，可以通过多晒太阳或食用富含维生素 D 的食物来补充。

五、总结与建议

通过以上的问题分析和解决方案，我们可以为小明的父母提供以下建议：

1. 根据 13～24 月龄婴幼儿的饮食特点和营养需求制订合理的喂养计划。

2. 选择新鲜、无污染的食物，并根据婴幼儿的口味和喜好进行调整。

3. 建立规律的饮食习惯，定时吃饭并注意饮食卫生。

4. 补充维生素 D 以满足婴幼儿的营养需求。

相关知识

1～2 岁的幼儿正处于快速生长发育的时期，对各种营养素的需求相对较高，同时幼儿机体各项生理功能也在逐步发育完善，但是对外界不良刺激的防御性能仍然较差，因此对于幼儿的膳食安排不能完全与成人相同，需要特别关照：①继续给予母乳喂养或其他乳制品，逐渐过渡到食品多样。②选择营养丰富、易消化的食物。③采用适宜的烹调方式，单独加工制作膳食。④在良好的环境下规律进餐，重视良好饮食习惯的培养。

⑤鼓励幼儿多做户外游戏与活动，合理安排零食，避免过瘦与肥胖。⑥定期监测生长发育状况。⑦确保饮食卫生，严格餐具消毒。

一、培养良好的饮食习惯

1. 培养幼儿良好的饮食习惯，饮食定时定量。
2. 吃饭时不分散注意力，细嚼慢咽；不挑食，不厌食。
3. 不乱吃零食。
4. 少喝饮料，多喝白开水。
5. 吃东西讲卫生。

二、适量进食

幼儿期和成人期肥胖与儿童早期营养状况的关系已越来越受到关注，已有很多研究证实心血管疾病、糖尿病等慢性疾病与婴幼儿期的饮食营养有一定的相关性。许多发达国家近几年也在婴幼儿喂养指南中提出了相关条款，以指导婴幼儿健康饮食，预防可能发生的成人期慢性病。美国心脏病协会发布的《儿童和青少年膳食推荐》提出，对于2岁以下的婴幼儿，对其发出的吃饱信号要给予反应，不要让婴幼儿吃得过饱，婴幼儿对总能量的摄入可以自我调控，当婴幼儿不饿时不要强迫进食。其中还具体描述了一些婴幼儿饥饿或吃饱的信号，可以供家长或婴幼儿看护人参考。

三、中国婴幼儿及学龄前儿童钠适宜摄入量

据估计，婴幼儿出生后3个月内每日约需钠11.5mg/kg，6个月时为4.6mg/kg以供生长，而婴幼儿每日从皮肤丢失的钠量为9～16mg/kg，折合并计算，婴幼儿每日摄入23mg/kg钠即可满足其需要。我国婴幼儿每日乳量在700～850mL，每日可从母乳中获得15～138mg钠，与上述每日23mg/kg相当。

《中国婴幼儿喂养指南（2022）》建议，婴幼儿及学龄前儿童钠适宜摄入量为：①0～5个月：200mg/d。②6～12个月：500mg/d。③1岁：650mg/d。④4岁：900mg/d。⑤7岁：1000mg/d。

实训一 辅食制作

制作婴幼儿辅食时必须讲究卫生。食材应新鲜、优质、无污染，烹调用水符合国家饮用水卫生标准，操作人员符合食品加工卫生操作规范要求，制作过程始终保持清洁卫生，做到所用餐具生熟分开，烹调方法确保辅食烧熟煮透，并最大限度地保留食物中的营养素。

（一）7～9月龄婴幼儿辅食

1. 肉泥（图4-1）

（1）食材：猪肉。

（2）制作方法：先将除去筋膜的瘦肉洗净剁碎，或放入料理机内打成泥状，用研钵或调羹将肉糜碾压均匀，加入适量水蒸熟或煮烂成泥状。肉类可以和蔬菜一起打泥，口感会更嫩，味道也会更加丰富，婴幼儿可能会更容易接受。如果是刚添加辅食的婴幼儿，想制作更细腻的肉泥，可在搅拌时加少量水混合打泥，并适当延长搅打时间。为了帮助婴幼儿适应辅食，可以在煮熟或煮烂的肉泥中添加适量母乳或配方奶，再用料理机打碎后食用。食材也可以选择牛肉或鸡肉等任意肉类，做法与猪肉的做法基本一致。

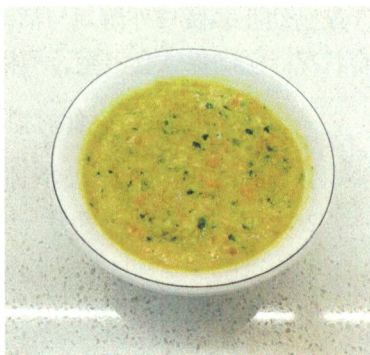

图 4-1　肉泥

2. 肝泥

（1）食材：猪肝。

（2）制作方法：将剔除筋膜后的猪肝在流水下冲洗干净，切片，在清水中浸泡20分钟，然后将猪肝和姜片上锅蒸熟或彻底煮熟，视情况加少量水，用料理棒打成猪肝泥。

（二）10 ～ 12 月龄婴幼儿辅食

1. 胡萝卜山药粥（图 4-2）

（1）食材：大米 50g，胡萝卜小半根，山药小半根。

（2）制作方法：将胡萝卜和山药去皮切丁备用；大米洗净，在锅中加入水，旺火烧开，倒入萝卜丁和山药丁，小火炖煮 45 分钟，直至粥变稠。

2. 菠菜牛肉粥（图 4-3）

（1）食材：大米 50g，牛里脊 25g，菠菜 15g，花生油 5g，葱、姜各 2g。

（2）制作方法：将大米淘洗干净，放入锅内，旺火烧开后转微火，熬成烂粥；将里脊切成薄片，再用刀背剁成肉末；菠菜洗净，焯水，剁碎，葱、姜切丝；将适量油倒入，用葱、姜丝爆香，倒入肉末煸炒，再放入菠菜末炒熟；将炒好的牛肉和菠菜倒入粥内，熬煮即成。

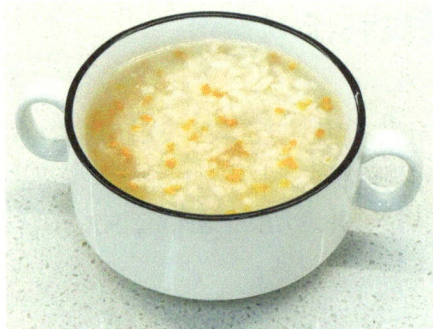

图 4-2　胡萝卜山药粥

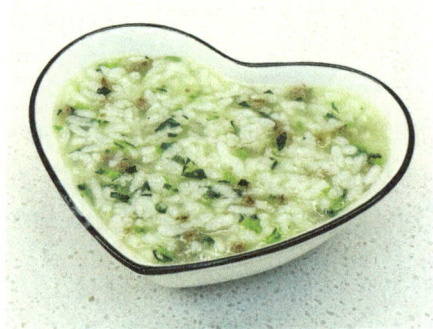

图 4-3　菠菜牛肉粥

（三）13 ~ 24 月龄婴幼儿辅食

1.番茄鸡蛋什锦面（图 4-4）

（1）食材：鸡蛋半个，儿童营养面条适量，番茄 1/4 个，小油菜，花生油 5g，少量葱丝，少量盐。

（2）制作方法：将小油菜择洗干净，切寸段；番茄洗净切块；鸡蛋液打散；锅中淋少许油，稍热，放葱丝煸香，再依次放入黄花菜、番茄煸炒片刻，加入清水；后放入面条，快熟时淋上打散的鸡蛋液，加少许盐。

2.鱼蛋饼（图 4-5）

（1）食材：鸡蛋半个，鱼肉 20g，净葱头 10g，菜籽油 5g。

（2）制作方法：将新鲜的鱼肉煮熟，确保蒸煮前鱼肉已清理无鱼刺；将葱头切碎，鸡蛋倒入碗内，加研磨成泥的鱼肉和切碎的葱头一起搅拌均匀；接着在锅中放菜籽油，倒入原料，待一面煎至定型呈黄色后，再换另一面，煎至两面金黄，鱼蛋饼即制作完成。

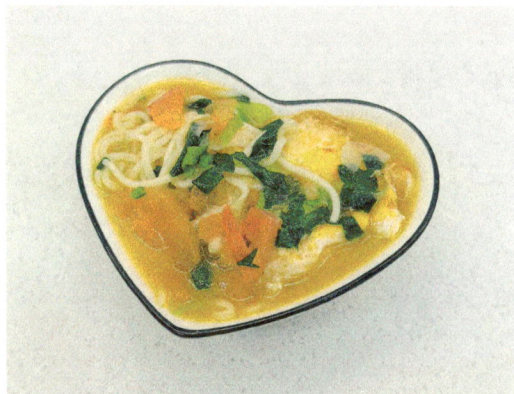

图 4-4 番茄鸡蛋什锦面

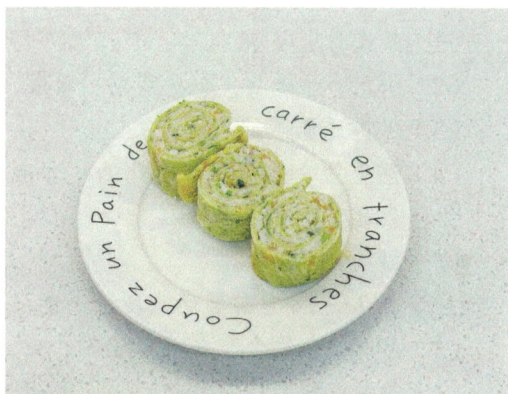

图 4-5 鱼蛋饼

思考题

一、单选题

1.关于 14 月龄婴幼儿的食物选择，下列说法错误的是（ ）。

　　A.继续母乳喂养　　　　　　　　B.逐渐增加粮谷类食物

　　C.适当增加植物油　　　　　　　D.谷类加工宜精细，以利于其消化吸收

2.关于 7 ~ 24 月龄婴幼儿喂养指南，说法错误的是（ ）。

　　A.定期监测体格指标，追求健康生长

　　B.顺应喂养，鼓励但不强迫进食

　　C.从富含铁的泥糊状食物开始，逐步添加达到食物多样化

　　D.辅食不加调味品，可适当添加少量糖和盐

3. 对于 4～6 月龄的婴儿，主要添加（　　）的辅食。

　　A. 泥状　　　　　　B. 碎状　　　　　　C. 丁块状　　　　　　　D. 指状

4. 婴幼儿饮食，注意事项错误的是（　　）。

　　A. 适当吃汤泡饭　　　　　　　　B. 水果不能代替蔬菜

　　C. 膳食尽量清淡　　　　　　　　D. 饭前不吃零食

二、简答题

1. 13～24 月龄婴幼儿的喂养应遵循哪些原则？

2. 请简述培养 7～24 月龄婴幼儿良好饮食习惯的培养策略。

参考答案

一、单选题

1. D　2. C　3. A　4. A

二、简答题

1. 13～24 月龄婴幼儿的喂养应遵循原则如下：

（1）继续母乳喂养。

（2）引入多种食物，包括蔬菜、水果、谷物、肉类、豆类等。

（3）保持适量膳食。

（4）注重饮食均衡。婴幼儿的饮食应该注重均衡，包括蛋白质、脂肪、碳水化合物、维生素和矿物质的摄入。

（5）鼓励自主进食。

2. 培养 7～24 月龄婴幼儿良好饮食习惯的培养策略如下：

（1）按时定位进食，食前有准备。

（2）饮食定量，控制零食。

（3）不偏食，膳食多样化。

（4）注意饮食卫生和就餐礼貌。

（5）"家庭食物圈"应以科学为指导。

（6）安排好正餐之外的点心。

（7）创造和谐的餐桌气氛。

第四章 13～24月龄婴幼儿营养与喂养
- 一、13～24月龄婴幼儿营养需求
  - （一）能量
  - （二）蛋白质
  - （三）脂肪
  - （四）碳水化合物
  - （五）钙
  - （六）铁
  - （七）锌
  - （八）碘
  - （九）维生素A
  - （十）维生素D
  - （十一）其他维生素
- 二、13～24月龄婴幼儿的食物选择 ★★★★
  - （一）13～24月龄婴幼儿的食物选择应多样化
  - （二）13～24月龄婴幼儿饮食具体注意事项
- 三、13～24月龄婴幼儿的喂养
  - （一）喂养原则 ★★★★
    - 1.继续母乳喂养
    - 2.引入多种食物
    - 3.保持适量膳食
    - 4.注重饮食均衡
    - 5.鼓励自主进食
  - （二）喂养方法 ★★★
- 四、13～24月龄婴幼儿的营养健康教育 ★★★★
  - （一）及时添加辅食
  - （二）鼓励婴幼儿自己进食
  - （三）培养良好的饮食习惯
  - （四）关注婴幼儿的饥饿和饱足信号
  - （五）宣传教育
- 拓展阅读
  - 13～24月龄婴幼儿进餐看护与问题识别 ★★
  - 13～24月龄婴幼儿一日膳食安排 ★★
  - 13～24月龄婴幼儿健康喂养指导 ★★
- 实训一 辅食制作 ★★★
  - （一）7～9月龄婴幼儿辅食
  - （二）10～12月龄婴幼儿辅食
  - （三）13～24月龄婴幼儿辅食

第五章　25 ～ 36 月龄婴幼儿营养与喂养

【学习目标】

知识目标：

1. 掌握 25 ～ 36 月龄婴幼儿的发育特点和营养需求。

2. 掌握 25 ～ 36 月龄婴幼儿合理喂养的原则和方法。

3. 掌握 25 ～ 36 月龄婴幼儿健康教育的内容和方法。

能力目标：

1. 能够配合家长规范婴幼儿的就餐行为和饮食习惯，纠正婴幼儿挑食、偏食等不良习惯。

2. 能够对家长和婴幼儿进行营养与喂养知识普及教育，能够指导家长和照护者编制一日食谱。

3. 能够根据婴幼儿的发育特点开展有效食育，帮助婴幼儿建立健康的生活方式。

素质目标：

具有对婴幼儿的关爱与耐心，具有健康的心理素质和身体素质。

案例导入

　　小宝是一个 2 岁半的活泼好动的幼儿，通常自己会玩得很有兴致，很让大人省心，但吃饭却是一个"老大难"问题。每次吃饭的时候，小宝不是说纯牛奶没味道，不喝，就是说芹菜的味道怪，不吃，只有吃虾时才能多吃几口。因为爱吃虾，小宝的爸爸妈妈就经常做给她吃，结果吃了几天发现小宝也不像开始时那样喜欢了。小宝的妈妈怕小宝营养跟不上就天天追着喂，一顿饭下来饭菜凉了是常有的事。小宝的妈妈很苦恼。

　　思考：请帮小宝的妈妈制订一份营养改善行动计划书。

第一节　25 ～ 36 月龄婴幼儿营养需求

一、25 ～ 36 月龄婴幼儿的生理特点

（一）消化系统功能发育特点

2 岁的幼儿已经萌出 16 颗左右的乳牙，到 3 岁时 20 颗乳牙已出齐。此时幼儿舌体

和喉下降到颈部，口腔增大，可控制下颌动作和舌向两侧的活动，咀嚼和吞咽能力突飞猛进，可控制口腔内的食物。

这个阶段幼儿的味觉、嗅觉的发育也更加成熟，幼儿会很明显地表现出想尝试各种食物的愿望，其所摄入的食物种类已大致接近于成人日常饮食。但由于幼儿咀嚼能力仍较差，胃容量有限，且贲门括约肌松弛，幽门括约肌紧张，此时仍应选择质优、量少、易消化的食物。

此阶段幼儿的小肠长，肠肌层发育差，肠系膜柔软而长，黏膜下组织松弛，易发生肠套叠和肠绞痛；肝脏和胰腺发育不完善，胆汁及胰酶分泌不稳定，容易发生消化不良；肾脏排泄能力有所增强，但浓缩稀释能力仍有限，仅能耐受少量盐类调味品。

（二）进食技能特点

进食技能与身体的整体发育有关。口腔、乳牙、吞咽等器官及功能的成熟，神经系统、精细运动和粗大运动的发育，使幼儿具备了动作协调的基础。但是此阶段幼儿的咀嚼能力和消化能力仍有限，尤其是对固体食物需要较长的适应时间，不能过早进食家庭成人膳食，以免导致消化吸收紊乱，造成营养不良。在进食行为学习过程中，幼儿的生理发育、神经心理发育和运动发育状况得以展示，反过来又能促进幼儿主动进食。父母和照护者要遵循这一自然发展的规律。

此阶段幼儿的双手更加灵活了，这为握持进食工具提供了条件。这一阶段是培养幼儿独立进食能力的最佳时机，父母和照护者要提供丰富的食物，鼓励幼儿自己进食，帮助幼儿养成不挑食、按时进食、自主进食的好习惯。

二、25 ~ 36 月龄婴幼儿的进食特点

（一）进食的时间和量相对稳定

此阶段幼儿的食欲相比前期略有下降，虽然幼儿的体重上升了，但由于每千克体重所需的热量略有减少，故每天需要的总热量与婴幼儿期相比增加不多，甚至基本相同，每天每千克体重大约需 80kcal 的热量。由于神经系统和消化系统的发育，幼儿进食的时间相对固定下来，每餐进食的量也比较恒定。大多数幼儿在 2 岁前已经形成一日三餐，每天再有 2 次或 3 次加餐的习惯。

（二）食谱更加多样化

幼儿咀嚼能力提升，渴望得到更多不同的食物，因此在每天摄入总热量增加不多的基础上，让食物种类更加丰富就很有必要。食物的多样化不仅是幼儿饮食习惯向成人转变的条件，更是其生长发育的基础，也是幼儿通过咀嚼促进颜面部发育的必要前提。

（三）用餐形式发生变化

此阶段幼儿已经可以和成人一起在一张餐桌上用餐了，幼儿的食物也逐渐与成人趋

于一致，但还应该做得稍微软烂些，以易于消化吸收。

25 ～ 26 月龄幼儿自主性、好奇心及学习模仿能力增强，但注意力易分散。此时是培养幼儿良好饮食习惯和生活方式的重要阶段和关键时期，家长要注意为幼儿营造温馨的就餐环境，与幼儿形成积极有效的进食互动，促进良好饮食行为的形成。

三、25 ～ 36 月龄婴幼儿的营养需求

该阶段的幼儿所需营养素的种类、数量、比例与年龄、身体活动总量、生理状况等密切相关。根据《中国居民膳食营养素参考摄入量（2023 版）》，该年龄段对能量及营养素的需求如下。

（一）能量与宏量营养素

由于幼儿基础代谢率高，生长发育迅速，活动量较大，与成人相比，需要消耗的热量相对较多，而且年龄越小，单位体重需要的热量越多。中国营养学会推荐 25 ～ 36 月龄幼儿每日能量的供应为女童 1000 ～ 1150kcal，男童 1100 ～ 1250kcal。

蛋白质供能占比应达到总能量的 10% ～ 15%，推荐摄入量（RNI）为 25 ～ 30g/d。

脂肪供能占比应达到总能量的 35%，亚油酸、α - 亚麻酸的适宜摄入量分别为 4.0 AI/%E、0.60 AI/%E，与 1 岁的幼儿相同。二十碳五烯酸（eicosapentaenoic acid，EPA）的适宜摄入量为 4mg/d 以下。DHA 的适宜摄入量为 100 ～ 150mg/d。

碳水化合物供能占比应达到总能量的 50% ～ 65%，每日平均需求量同 1 岁幼儿。

（二）微量营养素

此阶段幼儿易缺乏的微量营养素有钙、铁、碘、锌等矿物质，钙、碘、铁、锌的推荐摄入量分别为 500mg/d、90μg/d、10mg/d、4.0mg/d。维生素 D、维生素 C 的推荐摄入量为 10μg/d、40mg/d，与 1 岁幼儿相同。维生素 A 的推荐摄入量，男童为 340μgRAE/d，女童为 330μgRAE/d，与 1 岁幼儿相同。

第二节　25 ～ 36 月龄婴幼儿的食物选择

一、食物多样

25 ～ 36 月龄婴幼儿的食物种类与成人相同，应该坚持食物多样，合理搭配。平均每天摄入的食物种类应达 12 种以上，每周应达 25 种以上（表 5-1）。烹调油和调味品不计算在内。

表 5-1　25 ～ 36 月龄婴幼儿建议摄入的主要食物种类数

食物种类	平均每天摄入的种类数（种）	每周至少摄入的种类数（种）
谷类、薯类、杂豆类	3	5

续表

食物种类	平均每天摄入的种类数（种）	每周至少摄入的种类数（种）
蔬菜、水果	4	10
畜肉、禽肉、鱼、蛋	3	5
奶、大豆、坚果	2	5
合计	12	25

注：来源《中国居民膳食指南（2022）》。

25～36月龄婴幼儿每日各类食物建议摄入量见表5-2。

表5-2 25～36月龄婴幼儿每日各类食物建议摄入量

食物	摄入量	食物	摄入量
谷类	75～125g	奶类	350～500g
薯类	适量	大豆（适当加工）	5～15g
蔬菜	100～200g	坚果（适当加工）	—
水果	100～200g	烹调油	10～20g
畜禽肉、鱼	50～75g	食盐	< 2g
蛋类	50g	饮水量	600～700mL

注：来源《中国居民膳食指南（2022）》。

二、合理搭配

（一）每餐食物种类多样

食物早餐摄入3～5种，午餐摄入4～6种，晚餐摄入4～5种，加餐1～2种。为了保证食物多样，又食不过量，可在配餐时将每种食物分量减少，多选几样，食物总量不变即可。

（二）每天同类食物变换

主食可以在米饭、面条、粥、馒头之间互换，同时注意不要长期食用精白米面，否则易导致维生素B_1缺乏，可以选择杂粮米饭、杂粮粥、杂粮馒头或全麦馒头、全麦面包等。红薯可以和山药、土豆、南瓜等互换。畜肉与禽肉、鱼肉、虾类、贝类等互换。蔬菜、水果同色之间互换。每餐都应有粮谷类（薯类、杂豆类）、动物性食物、蔬菜、水果，避免摄入单一食物。

（三）不同食物搭配

尽量做到粗细搭配，荤素搭配，五颜六色。有的家长因为工作忙、生活习惯等原因，喜欢购买经过加工的成品、半成品食物如香肠、预制菜等，或者带着幼儿在外就餐。而以上食物均存在高糖、高脂肪、高盐、高食品添加剂、反式脂肪酸等风险，非常不利于幼儿的健康，因此家长要学会鉴别购买的食物是否存在以上风险因素。以下食物慎选：果脯、果汁、果干、水果罐头；乳饮料、冷冻甜品类食物（冰激凌、雪糕等）、含糖饮料（碳酸饮料、果味饮料等）；膨化食品（薯片、虾条等）、油炸食品（油条、麻花、油炸土豆条等）、奶油蛋糕、奶油饼干等；烧烤类食品；高盐坚果、糖浸坚果等。

第三节　25 ～ 36 月龄婴幼儿的喂养

一、树立正确的喂养观

1. 坚持食物多样

自然界没有一种食物单独食用能够满足人体对所有营养素的需要，而且食物中含有很多既是营养素又是药物的成分，如各种维生素。维生素在维系健康及防病治病方面具有重要的作用。如果均衡饮食，不必担心维生素缺乏。但是，如果婴幼儿饮食结构不合理，如偏食、挑食，就无法从食物中获得足够的维生素。

2. 坚持规律就餐

25 ～ 36 月龄是婴幼儿健康饮食行为培养的关键期。规律就餐与婴幼儿的消化能力相适应，有助于保障婴幼儿获得均衡营养，降低发生肥胖和成年后患慢性病的风险。

3. 坚持吃动平衡

充分的户外活动和减少久坐及视屏时间有助于提高婴幼儿新陈代谢，促进维生素 D 的合成，提高睡眠质量，预防肥胖和近视，促进婴幼儿的身心健康。

4. 坚持每天饮奶，足量饮水

25 ～ 36 月龄的婴幼儿继续生长发育，新陈代谢旺盛，活动量大，出汗多，因此需要补充优质蛋白质和水分。对于此阶段的婴幼儿来说，奶类蛋白质是最佳选择。饮水最好是白开水，少量多次饮用，每天保证在 600 ～ 800mL，果汁、饮料均不能代替饮水。

5. 坚持合理烹调

25 ～ 36 月龄的婴幼儿饮食要新鲜、清淡，烹调方法以蒸煮为宜，这样既易消化，又可以最大限度地保留食物中的营养素。烹调时可以用醋、柠檬汁、姜、香料等代替盐和酱油调味。

二、培养专注进食和自主进食能力

1. 培养专注进食和自主进食能力

培养专注进食和自主进食能力对于幼儿的健康成长至关重要。随着幼儿自主意识和好奇心的增强，如果就餐环境嘈杂，他们的注意力则容易分散。

家长要充分认识到给幼儿喂饭产生的危害：一是导致咀嚼能力不足，影响消化吸收；二是影响动作平衡和手眼协调能力的建立；三是影响对食欲的控制，幼儿更易超重；四是使幼儿注意力不集中，失去吃饭的乐趣；五是使幼儿缺乏自我服务能力和独立性。

培养婴幼儿自主进食有三个黄金时机，一是在婴幼儿8个月左右，二是在1岁左右，三是在2岁以后。2岁以后幼儿的手眼协调能力已经得到很大的提升，可以熟练地抓握餐具，只是在实操阶段还不太熟练。因此，家长需要耐心地陪伴，观察、交流幼儿对食物的感受，引导幼儿逐步养成正念饮食的行为：安静地进食，调动所有感官去感受所吃的每一口食物，包括味道、气味、颜色和质地；集中注意力，不要让电视、手机之类的外在干扰分散其注意力；定时定量，细嚼慢咽；尽情感受进食时的喜悦。慢慢地，幼儿逐渐养成专心吃饭的良好习惯，自主进食能力不断提升。

2. 进食技能训练举例

（1）训练内容：拿着食物吃。

训练目标：顺利将食物放入口中咀嚼后咽下。

训练材料：各类食物。

训练方法：①引导幼儿在盘中取食物后送到口中。②幼儿用牙齿咀嚼食物，然后咽下食物。

（2）训练内容：独立用餐具进餐。

训练目标：①用汤勺在碗里扒食物进食。②用汤勺捞起食物送入口中咀嚼食物。

训练材料：汤勺、碗、适合的食物。

训练方法：①照护者示范一手拿汤勺、一手拿碗在碗中扒食物送入口中咀嚼咽下。②照护者示范拿起汤勺在碗中捞起食物并送进口中，上下牙齿咬合并咀嚼食物。③幼儿独立用汤勺在碗中捞起食物送进口中，上下牙齿咬合并咀嚼食物。

（3）训练内容：撕开食物的包装。

训练目标：①有撕开包装袋的意识，示范以后尝试完成。②能独立撕开包装袋。

训练材料：密封包装的食物。

训练方法：①照护者示范将食物包装袋撕开。②手把手地教其撕开包装袋。

三、注意饮食卫生

1. 幼儿的餐具要单独使用

幼儿不能与大人混用餐具，家长要为幼儿准备一套单独的餐具，如小碗、小勺子、小杯子等，并且单独清洗。

2. 家长不可将饭嚼过后喂食幼儿，也不可将幼儿的食物先放在自己的嘴里试温度

有的家长担心幼儿咀嚼不烂，便将食物嚼后喂给幼儿吃，以为这样有利于消化。这是一种极不卫生的喂食习惯，对幼儿的健康危害很大。即使是健康的成人，其体内及口腔中也可能存有许多细菌或病毒。成年人的抵抗力较强，所以从未表现出受感染的症状。但幼儿的免疫功能较差，抵抗力弱，成年人唾液中携带的细菌或病毒在咀嚼的过程中可能传给幼儿，使幼儿感染疾病。

3. 当家里大人生病时，谨防幼儿感染病毒

当照护者患感冒时，可先戴上口罩再喂幼儿；当照护者患有肠道感染时，必须反复用肥皂洗净双手再接触幼儿，最好换人喂饭。

四、饮食习惯的培养

可逐渐放手让幼儿自己吃饭，使他尽快掌握这项生活技能，并为进入托育园做准备。尽管已经学习过拿勺，甚至会使用勺子，幼儿有时还是愿意用手直接抓饭菜，好像这样吃起来更香。父母应允许用手抓取食物，并提供一些方便手抓的食物，如小包子、馒头、黄瓜条等，提高幼儿自己吃饭的乐趣。

第四节　25 ～ 36 月龄婴幼儿的营养健康教育

25 ～ 36 月龄婴幼儿营养健康教育的目标是帮助幼儿获得均衡的营养，促进他们的正常生长发育。以下是一些建议。

1. 多样化饮食

为幼儿提供多种食物，包括蔬菜、水果、谷物、蛋白质类食物（如鱼、肉、豆类等）和奶制品，确保食物种类丰富，营养均衡。

2. 规律饮食

建立规律的饮食习惯，包括每天定时进餐，避免过度饥饿或过饱。这有助于培养幼儿的饮食习惯，并保持健康的体重。

3. 控制零食

虽然零食是幼儿饮食中的一部分，但应控制摄入量。选择健康零食，如水果、坚果、全麦饼干等，避免高糖、高盐、高脂肪的零食。

4. 充足的水分

确保幼儿每天摄入足够的水分。水是维持身体健康的重要元素，有助于代谢废物和保持体温。

5. 适量运动

鼓励幼儿进行适量的运动，如散步、跑步、跳跃等。运动有助于消耗能量，保持健康的体重，并促进骨骼和肌肉的发育。

6. 避免偏食和挑食

教育幼儿尝试各种食物，避免偏食和挑食。鼓励他们尝试不同口味的蔬菜、水果、肉类等，培养多样化的饮食兴趣。

7. 建立良好的饮食习惯

教育幼儿正确的饮食习惯，如细嚼慢咽、不边吃边玩等。这有助于培养他们的咀嚼能力和消化能力。

8. 定期补充营养素

根据幼儿的生长发育需要，定期补充必要的营养素，如维生素 D、铁等。这有助于预防营养缺乏症。

拓展阅读

幼儿使用水杯饮水指导

情景案例导入

一、背景介绍

小华是一个 3 岁的小男孩，他的父母希望他能够独立使用水杯饮水。他们希望了解如何为小华提供正确的饮水指导，以确保他能够安全、有效地使用水杯。

二、问题分析

1. 饮水技能

幼儿需要掌握哪些饮水技能？如何确保他们能够正确使用水杯？

2. 安全性

在幼儿使用水杯的过程中，需要注意哪些安全问题？如何预防意外的发生？

3. 卫生习惯

如何培养幼儿良好的卫生习惯，例如不喝生水、勤洗手等？

三、解决方案

1. 饮水技能

幼儿需要掌握正确的饮水姿势和技巧，包括如何握住水杯、如何倾斜水杯、如何控制水量等。家长可以通过示范和引导，帮助幼儿逐渐掌握这些技能。

2. 安全性

在幼儿使用水杯的过程中，家长需要注意以下几点：选择适合幼儿年龄和口型的杯子，避免选择过大或过小的杯子；确保水杯干净卫生，避免使用过期或污染的水；在幼儿喝水时，家长要在旁边监护，避免发生意外。

3. 卫生习惯

家长可以通过以下方式培养幼儿良好的卫生习惯：教育幼儿不喝生水，只喝开水或纯净水；教育幼儿勤洗手，尤其是在吃东西前和上厕所后；定期对水杯进行清洗和消毒，确保水杯干净卫生。

四、饮水指导

1. 选择合适的水杯

选择适合幼儿年龄和口型的杯子，6 月龄选用鸭嘴式，12 月龄采用吸管式，鸭嘴式和吸管式水杯都有重力球和防倒流设计。到了 18 月龄，逐渐过渡到敞口杯，不要一直使用奶瓶，以免造成龋齿和地包天的问题。同时，避免选择过大或过小的杯子。

2. 示范正确的饮水姿势

家长可以示范正确的饮水姿势，包括如何握住水杯、如何倾斜水杯、如何控制水量等。

3. 鼓励幼儿自己喝水

鼓励幼儿自己喝水，培养他们的独立性和自信心。

4. 注意安全和卫生

在幼儿喝水时，家长要在旁边监护，避免发生意外。同时要注意水杯的清洁和消毒，确保水杯干净卫生。

5. 培养良好的卫生习惯

教育幼儿不喝生水，只喝开水或纯净水；教育幼儿勤洗手，尤其是在吃东西前和上厕所后。

五、总结与建议

通过以上的问题分析和解决方案，我们可以为小华的父母提供以下建议：第一，选择合适的水杯，并确保水杯干净卫生；第二，家长要示范正确的饮水姿势，并鼓励幼儿自己喝水；第三，在幼儿喝水时，家长要在旁边监护，避免发生意外。

相关知识

一、不同年龄段婴幼儿每天的水分需求量

1. 0 ～ 6 月龄婴幼儿

世界卫生组织（WHO）和美国儿科协会指南明确指出：6 个月内的婴幼儿如果纯母乳喂养，不需要额外再喂水，吃配方奶的婴幼儿吃完奶后可以喂一口水清理一下口腔。相关资料显示，母乳中前奶含有 88% 的水分，就是为了给婴幼儿解渴，配方奶的配方设计也是根据母乳的成分配比。严格按照产品说明书冲调奶粉也是可以不喝水的，但是可以在喂完奶后喝 1 ～ 2 小勺（婴幼儿勺）水清理一下口腔。

2. 6 ～ 12 月龄婴幼儿

每天喝 600 ～ 800mL 的奶，再吃些含水量较高的主食，就基本能够满足婴幼儿的所需水量。根据情况，可以在每次吃完辅食后喂几口水漱口。如果婴幼儿拒绝喝水，家长千万不要强迫。

3. 1 ～ 2 岁幼儿

活动量增大，对水的需求也会增加。1 ～ 2 岁幼儿每天需要少量、多次饮水，建议上午、下午各 2 ～ 3 次，每次 50 ～ 100mL。

二、合理安排幼儿喝水的时间

早晨、午睡起床后饮水，可以及时补充身体所需的水分。在活动和洗澡过程中，幼

儿会失去较多的水分，此时一定要及时补充。餐前半小时至 1 小时适量饮水，可以使水分及时补充到身体中，幼儿进餐时消化道就能分泌足够的消化液，不仅使幼儿有食欲，而且食物也能得到充分的消化吸收。

三、用杯子喝水的方法

6 个月以后的婴幼儿，可以先用奶瓶喂水，也可以给婴幼儿尝试使用鸭嘴杯、吸管杯等。对于学饮杯、鸭嘴杯、吸管杯，都是婴幼儿从奶瓶向杯子的过渡用具，为以后断掉奶瓶吸吮的方式做准备。至于是否需要使用，具体选择哪种，还是直接使用杯子，都要根据婴幼儿自身的特点来决定。婴幼儿添加辅食后就要开始训练其使用杯子喝水，学习用杯子喝水时需要采用半卧位或座位。训练婴幼儿用杯子喝水的方法如下。

1. 吸引法

购买带有婴幼儿喜欢的卡通图案的杯子，甚至可以准备多个，轮流使用。也可以放一片水果在水里，使水稍有水果味道即可。

2. 榜样法

告诉婴幼儿他喜欢的某个人物或者卡通形象也喜欢喝水，一定会事半功倍。

3. 游戏法

玩石头剪刀布，谁赢了喝一口水，或者一起玩干杯游戏。通过游戏的方式，缓解婴幼儿对喝水的抵触情绪，不知不觉中就把水喝光了。

4. 表扬法

每次婴幼儿喝水了，就直接表扬，还可以把婴幼儿作为"榜样"，引导家里其他孩子喝水。

四、良好的饮水习惯培养

1. 幼儿培养好一日生活常规的重要性

良好的生活常规是做个全面、健康、正常发展的人的基本需要。规则意识是在有条不紊的每日生活中受熏陶而自然而然形成的。常规教育不是限制孩子的行为，而是促进每个孩子充分发挥潜能的重要条件。因此，照护者要培养幼儿的生活规律和自律能力。

2. 定时喝水，随渴随喝

照护者每天要安排幼儿定时喝水。早晨起床后，要定时让幼儿喝水，因为夜间幼儿体内在不断地新陈代谢，起床后需要补充水分。早餐和午餐之间有 3 小时，是幼儿活动量最大，消耗体能最多的时间，这段时间要让幼儿定时喝水 1 ～ 2 次。午睡起床后要定时给幼儿喝一次水，到吃晚餐前还要给幼儿喝一次水。晚餐到睡觉之前有 4 小时，应让孩子喝 2 次水。

在培养幼儿定时喝水习惯的同时，还不能忽视培养他们随渴随喝的习惯。由于气温不同，幼儿活动量大小不一样，饮食结构、身体状况也不同，定时喝水未必能满足所有幼儿对水的需求，他们随时有渴的可能。所以，在幼儿活动、游戏中，要有针对性地提醒他们随渴随喝。

3. 培养幼儿良好的饮水习惯

（1）定时喝水补充水分。

（2）从小让幼儿习惯清淡饮食。

（3）以身作则，自己喝白开水，少喝饮料。

（4）让幼儿随时都有白开水喝。

（5）经常提醒幼儿喝水，出门养成带白开水的习惯。

（6）不要喝冰水，冰水容易引起胃黏膜血管收缩，从而影响消化或引起肠痉挛。

五、注意事项

1. 幼儿最好喝温开水，水不能太热，太热了幼儿喝不到嘴，又影响他们的活动，就容易失去喝水的欲望，而且也不安全。

2. 给幼儿准备安全、适合的水杯，不要太大也不要太小，还要保证消毒。

3. 注意暖水瓶要放在幼儿够不到的地方。

4. 喝水时，要教育幼儿不要玩水，以免水洒落在桌面上、地面上，要一口一口地喝，不要太急，不要说话。

5. 幼儿吃饭时不要同时喝水。食物在嘴里混合上唾液，经过牙齿的咀嚼，才能分解、消化，才能很好地吸收。吃饭时喝水，水把食物很快带走，不但影响食物的消化吸收，还对幼儿的咀嚼能力有很大影响。

6. 幼儿剧烈活动后不要马上喝水。剧烈活动后幼儿心脏跳动加快，此时喝水会给心脏造成压力，容易产生供血不足。

拓展阅读

组织不同月龄婴幼儿进餐流程

情景案例导入

一、背景介绍

某托育园有一群不同月龄的婴幼儿，需要组织他们进餐，现需要制订进餐流程，以确保他们能够得到营养均衡的饮食。

二、问题分析

1. 不同月龄婴幼儿的饮食需求不同，需要根据他们的年龄和发育阶段制订相应的进餐流程。

2. 婴幼儿的饮食需要精细操作，需要确保食物的卫生和安全。

3. 婴幼儿的进餐环境需要舒适、安静，以帮助他们更好地进食。

三、解决方案

1. 根据不同月龄婴幼儿的饮食需求，制订相应的进餐流程。例如，对于 6 个月以下的婴幼儿，可以提供母乳或配方奶；对于 6 个月以上的婴幼儿，可以逐渐引入辅食，如米糊、蔬菜泥等。

2. 在准备食物时，需要确保食物的卫生和安全。工作人员需要洗手、戴口罩、戴手套等，确保食物不被污染。

3. 在进餐时，需要为婴幼儿提供舒适、安静的环境。可以播放一些轻柔的音乐或故事，以帮助他们更好地进食。

四、进餐流程

1. 准备食物

根据不同月龄婴幼儿的饮食需求，准备相应的食物。例如，对于 6 个月以下的婴幼儿，可以准备母乳或配方奶；对于 6 个月以上的婴幼儿，可以准备米糊、蔬菜泥等。

2. 清洁餐桌

在进餐前需要清洁餐桌，确保桌面的卫生和安全。

3. 摆放食物

将准备好的食物摆放在桌子上，确保食物的温度适宜。

4. 喂食

根据不同月龄婴幼儿的饮食需求，采用适当的喂食方式。例如，对于 6 个月以下的婴幼儿，可以采用母乳喂养或使用奶瓶喂食；对于 6 个月以上的婴幼儿，可以采用勺子喂食或使用婴幼儿碗等。

5. 观察和记录

在进餐过程中，需要观察婴幼儿的进食情况，记录他们的饮食量和进食时间等数据。

6. 清理餐桌

在进餐后，需要及时清理餐桌，确保桌面的卫生和安全。

7. 洗手

在进餐前和进餐后，工作人员需要及时洗手，确保手部的卫生和安全。

五、总结与建议

通过以上的问题分析和解决方案，我们可以为该托育园提供以下建议：根据不同月龄婴幼儿的饮食需求制订相应的进餐流程，确保他们能够得到营养均衡的饮食。

1. 准备食物时

需要确保食物的卫生和安全。工作人员需要洗手、戴口罩、戴手套等，确保食物不被污染。

2. 进餐时

需要为婴幼儿提供舒适、安静的环境。可以播放一些轻柔的音乐或故事，以帮助他们更好地进食。

3. 进餐过程中

需要观察婴幼儿的进食情况，记录他们的饮食量和进食时间等数据。

4. 进餐后

需要及时清理餐桌和洗手等，以保持环境卫生安全，为婴幼儿提供良好的进食环境。

相关知识

一、餐前组织

1. 用音乐律动、游戏等方式组织幼儿盥洗

每餐前的盥洗是必不可少的程序，以往总是托育师维护好幼儿的秩序，以组为单位进行盥洗，一位托育师在托育室看护好托育室里的幼儿，另一位托育师要注意幼儿上厕所的安全和幼儿洗手的情况。从第一个孩子洗完手到最后一个孩子洗完手中间有一段时间差，从洗完手到端到碗吃饭又有一段时间差，这是幼儿消极等待比较多的环节，如果托育师组织不当，先前孩子洗干净的手可能会再次污染。为了减少多数幼儿的无谓等待，中间可以有目的地穿插需要复习巩固的音乐律动。当一组幼儿进行盥洗活动时，其余的幼儿正在专心地做活动，盥洗回来的幼儿随时跟进，这样既照顾到了幼儿间盥洗时间长短的差异，又照顾到了全体幼儿，没有了无谓等待时间，孩子洗干净的手也不会再次污染。中间穿插的音乐律动会定时更换，也可以手指游戏为穿插，以调动幼儿的积极性。

2. 创设宽松的就餐环境

帮助幼儿调节情绪，让幼儿在良好和愉悦的情绪下进餐是餐前活动的主要目的。主要的方法是开展餐前播报活动。大班幼儿有了一定的独立性，为了锻炼幼儿的表达能力，每天由值日生提前一天在家中和家长一起收集当天食谱的相关营养知识，在每餐前当小小信息播报员，向全体同伴播报当天的食谱及其营养价值。中、小班孩子自主性不够，对于饮食的营养价值认识不清，托育师可以事先了解当天的菜谱，利用网络搜索菜肴营养价值的图文，在餐前给孩子看。色彩艳丽的图片，以及托育师生动的描述，不仅让孩子了解了每种菜对自己身体生长的好处，还营造了孩子想吃、乐吃、爱吃的心理氛围。当保育员把饭端到班上时，饭菜的香味会再次调动孩子们的食欲。

二、就餐时的细节组织

1. 规范好幼儿就餐时间和就餐方法

（1）专家指出，就餐时间过短或过长都会影响幼儿营养素的合理摄取，要从小培养幼儿良好的饮食卫生习惯，每次就餐所用时间以 30 ～ 40 分钟为宜。

（2）让幼儿逐步掌握正确的就餐方法。小班幼儿是用勺子进餐，中、大班幼儿是用筷子进餐。小班主要是教给幼儿进餐各环节的方法和要求，如先在椅子上坐端正，一手扶碗，一手拿勺子，饭往嘴巴喂时，下面要用碗接住掉下来的饭粒等。中、大班就是学习如何使用筷子正确进餐。

2. 规范幼儿端饭线路

在进餐过程中总有个令托育师头疼的问题，那就是不安全因素。尽管幼儿是很小心地按顺序进行，但还是免不了有因端饭引起的泼洒或碰撞，如何解决这个问题呢？

如果所有的幼儿都可以围绕在固定的线路上（如逆时针从后到前）进行活动，那么就不会出现交叉现象，就能避免人为的碰撞。这不是对幼儿的限制，而是一个培养规则意识的极好环节。

3. 关注幼儿的进餐心理健康

在幼儿进食中，常常听到这样的善意提醒，如"别说话""不要把米粒撒在桌上"，原本愉快的进食氛围顿时严肃起来。在人们的传统观念中，吃饭不说话是一种美德，有利于健康，所以幼儿必须遵守这种传统的美德，时刻提醒自己按要求吃饭。但从生理特点来看，当人的情绪低落时，消化腺分泌受到抑制，就没有食欲。

托育师对吃得慢的幼儿的催促，以及对规则不时的提醒，使幼儿的神经处于紧张状态，影响食欲，引起幼儿情绪的反感、紧张，造成厌食、畏食。芝加哥大学心理学家齐克森·默海的研究证实了这一点，并认为在饮食中交谈会使人们心情愉快、思维活跃、富于创造性联想。

托育师通过观察发现，小班的孩子说话不多，而中、大班的孩子往往在吃饭时悄悄说话。在进餐活动中，幼儿愿意相互交流或自言自语，没有影响其他小朋友或破坏进餐活动，个性行为就不应受到纪律的束缚。

4. 良好就餐习惯的养成

（1）故事引导、榜样示范法：根据幼儿喜欢听故事"爱表扬"的特点，利用集体的氛围感染他们，为他们树立榜样。请吃饭干净整洁、动手能力强的幼儿示范吃饭给大家看，让幼儿明白自己动手吃饭是件很容易的事情，从而让依赖性强的幼儿开始自己动手吃饭。

（2）座位调整、小组比赛法：托育师可以试着把孩子们混搭在一起，这样，幼儿看到自己周围的朋友吃得这么香，受到感染和鼓舞，渐渐也吃得快、吃得香了。

（3）奖励机制：吃饭时可以看哪组表现更好从而得到更多奖励，依靠集体的力量帮助他们养成良好的进餐习惯。

5. 公平对待每一位幼儿

家长对饮食往往特别关注，因此托育师和保育员在分饭时，一定要做到统筹全局，公平对待。幼儿进餐时，托育师应注意到每个幼儿的进餐情况，包括速度和食量等；不能催促幼儿，但要提醒他们时间；不能给幼儿养成偏食的习惯，不爱吃的可以少吃，但不能不吃。

拓展阅读

25 ～ 36 月龄幼儿一日膳食安排

情景案例导入

以下是一份 25 ～ 36 月龄幼儿一日膳食安排的示例。

1. 早餐

①燕麦粥（燕麦片、牛奶、蜂蜜、水果块）。②蔬菜煎饼（面粉、鸡蛋、蔬菜末）。③新鲜水果（如苹果、香蕉等）。

2. 午餐

①红烧鸡腿（鸡腿、姜、葱、酱油）。②番茄炒蛋（番茄、鸡蛋、盐、油）。③紫菜蛋花汤（紫菜、鸡蛋、水、盐）。④米饭（适量）。

3. 晚餐

①烤三文鱼（三文鱼、盐、黑胡椒）。②西兰花炒胡萝卜（西兰花、胡萝卜、盐、油）。③菠菜汤（菠菜、鸡蛋、水、盐）。④馒头（适量）。

4. 点心

①酸奶（适量）。②新鲜水果（如蓝莓、草莓等）。

以上是一日膳食安排的示例，可以根据幼儿的个体差异和口味进行适当调整。在安排膳食时，需要注意以下几点：①保证摄入足够的蛋白质、脂肪、碳水化合物、维生素和矿物质等营养素。②提供多样化的食物，包括蔬菜、水果、全谷类、豆类、肉类、蛋类等。③培养幼儿的饮食习惯，如定时定量进餐、不挑食、不偏食等。④注意食物的卫生和安全，避免食品污染和交叉感染。

相关知识

一、合理安排一日三餐及加餐

1. 合理安排餐次

根据幼儿一天的活动规律，合理地安排一日三餐及加餐。如果幼儿上托育中心，能够保证白天规律就餐，晚上回家根据需要加餐即可。如果幼儿在家里照护，应每天安排早、中、晚三次正餐和两次加餐，即三餐两点。两正餐之间间隔 4 ～ 5 小时，加餐与正餐之间间隔 1.5 ～ 2 小时，加餐分别安排在上、下午各一次，若晚餐较早时，可在睡前 2 小时安排一次加餐。加餐以奶类、水果为主，配以少量松软面点，尽量不选择油炸食品、膨化食品、甜点及含糖饮料。切忌生活作息无规律、经常不吃早餐或饮食无规律，或以零食代替正餐。

2. 合理分配各餐能量

一般三餐能量的适宜分配比例为：早餐占全日总能量的30%，午餐占全日总能量的40%，晚餐占全日总能量的30%。餐次、就餐时间、各餐食物供能比例见表5-3。

表5-3 每日三餐两点安排

餐次	就餐时间	供能比
早餐	8:00 ～ 8:30	30%
午餐	11:30 ～ 12:00	40%
午点	14:30 ～ 15:00	
晚餐	17:30 ～ 18:00	30%
晚点	20:00	

注：时间安排仅供参考。

二、科学编制食谱

25～36月龄幼儿容易发生挑食、偏食，因此，家庭和托育机构应有计划地开展食育活动，为幼儿提供更多接触、观察和认识食物的机会，在保证安全的前提下鼓励幼儿参与食物选择和烹调加工过程，增进对食物的认识和喜爱，培养尊重和爱惜食物的意识。

1. 食物交换份法食谱编制的步骤

①查出或算出每日所需的总能量。②计算食物交换份的份数。③合理分配餐次比。④编制食谱。⑤调整食谱。⑥进行互换。

2. 一日食谱举例

可参考一日食谱举例（表5-4）合理安排膳食。

表5-4 一日食谱举例

餐次	食物名称及主要原料用量
早餐	山药大米猪肝粥：大米25g，山药10g，猪肝5g 黄瓜炒鸡蛋：鸡蛋30g，黄瓜30g 牛奶：高钙牛奶100mL
加点	水果：香蕉40g，草莓40g
午餐	番茄牛肉饭：大米40g，牛肉（前腿）10g，番茄50g，红薯30g，胡萝卜20g，青豆10g 鲜蘑菠菜汤：鲜蘑20g，菠菜50g，紫菜30g 清蒸黄花鱼：小黄花鱼20g
加点	酸奶及面包卷：酸奶100g，肉松面包卷30g
晚餐	彩色焖饭：大米40g，去骨鸡腿肉10g，玉米（鲜）20g，豌豆20g 牛奶南瓜羹：南瓜30g，高钙牛奶50mL
加点	牛奶：高钙牛奶150mL
全天	植物油：15～20g，食用加碘盐＜2g

拓展阅读

25～36月龄幼儿营养与膳食指导

情景案例导入

一、背景介绍

某托育园有一群 25～36 个月的幼儿，他们的营养与膳食需要得到专业的指导，以确保他们获得足够的营养和能量。

二、问题分析

1. 25～36 个月的幼儿处于生长发育的关键期，需要摄入足够的蛋白质、钙、铁等营养素。

2. 幼儿的食物种类应该多样化，以确保获得全面的营养。

3. 幼儿的饮食习惯应该逐渐培养，以帮助他们养成良好的饮食习惯。

4. 家长对幼儿的营养与膳食存在疑虑和困惑，需要专业的指导和解答。

三、解决方案

1. 制订合理的膳食计划

根据 25～36 月龄幼儿的生长发育特点，制订合理的膳食计划。每天保证摄入足够的蛋白质、脂肪、碳水化合物、维生素和矿物质等。同时，注意食物的种类和搭配，确保食物的多样性。

2. 提供多样化的食物

提供多样化的食物，包括蔬菜、水果、全谷类、豆类、肉类、蛋类等。鼓励幼儿尝试各种食物，以获得全面的营养。同时，注意食物的口感和味道，以激发幼儿对食物的兴趣。

3. 培养良好的饮食习惯

培养幼儿定时定量进餐的习惯，避免挑食和偏食。家长可以在餐前引导幼儿观察食物，讲解食物的营养价值，激发幼儿的食欲。同时，注意控制餐后的活动量，避免过度运动导致消化不良。

4. 提供专业的指导和解答

针对家长对幼儿的营养与膳食存在的疑虑和困惑，提供专业的指导和解答。通过定期开展家长课堂、咨询活动等方式，向家长普及营养知识，解答家长的疑问。同时，根据幼儿的个体差异和口味进行适当调整，以满足不同幼儿的需求。

四、总结与建议

通过以上的问题分析和解决方案，我们可以为该托育园提供以下建议：第一，根据25～36 月龄幼儿的生长发育特点制订合理的膳食计划，提供多样化的食物以帮助幼获得全面的营养；第二，培养幼儿良好的饮食习惯以促进健康成长；第三，提供专业的指导和解答以解决家长对幼儿营养与膳食的疑虑和困惑。

相关知识

25 ～ 36 月龄幼儿的生理及营养特点

一、体格发育特点

体重：婴幼儿在 2 岁以后体重的增长会减慢，平均一年增加 2kg，到 3 岁时体重约为 14kg。

身高：增长有所减慢，约每年增加 5 ～ 7cm。

出牙：2 岁半时，基本出齐即 20 颗，这时的牙齿长得高低不平或歪斜，但以后大部分都能自然长正，2 岁半到 3 岁是开始出现龋齿的时期，应引起注意。

二、消化系统发育特点

1. 口腔

幼儿的口腔相对较小，但面部脂肪丰富，嘴唇黏膜的皱褶多，有利于吸吮。唾液腺逐渐发育成熟，唾液分泌增多，淀粉酶含量低，不利于消化淀粉。

2. 食管

幼儿的食管呈漏斗形状，黏膜薄嫩，腺体缺乏，弹力组织和肌层还不发达，食管下段括约肌发育不成熟，控制能力差，易发生胃食管反流。

3. 胃

新生儿的胃容量很小，约为 25 ～ 50mL，第 10 天增至约 100mL，6 个月时约为 200mL，1 岁时为 300 ～ 500mL。由于幼儿咀嚼能力仍较差，胃容量有限，胃贲门括约肌力量较弱，而幽门部肌肉较紧张，因此，在吸饱奶后受震动易导致胃中奶的溢出或呕吐。这个时期，胃蛋白酶活力低，消化能力低，胃排空时间延迟，排空母乳的时间为 2 ～ 3 小时。

4. 肠

幼儿肠管相对比成人长，一般为身长的 5 ～ 7 倍，或为坐高的 10 倍，有利于消化吸收。由于幼儿大脑皮质功能发育不完善，进食时常引起胃 - 结肠反射，产生便意，因此大便次数比成人多。

三、主要营养问题

25 ～ 36 月龄幼儿的主要营养问题包括以下几个方面。

1. 维生素 D 缺乏性佝偻病

这是由于缺乏维生素 D 导致钙、磷代谢紊乱，引起婴幼儿早期盗汗、夜啼、哭闹和后期的膝内膝、膝外翻、鸡胸等骨骼变化的疾病。

2. 缺铁性贫血

该病是由于各种原因导致的铁缺乏引起的小细胞性贫血，是常见的营养性疾病。

3. 锌缺乏

该病由于各种原因，比如锌摄入不足、锌吸收异常以及锌排出增加等，导致锌缺乏，从而引起婴幼儿挑食、偏食、抵抗力低下、头发干枯等症状。

四、25 ～ 36 月龄幼儿膳食指南

1. 规律就餐，自主进食不挑食，培养良好的饮食习惯

（1）合理安排：每天早、中、晚三次正餐和上午、下午各一次加餐，较早吃晚餐时，在睡前 2 小时安排一次加餐；加餐以奶类、水果为主，配以少量松软面点，晚餐加餐不宜安排甜食，以预防龋齿；加餐与正餐之间应间隔 1.5 ～ 2 小时，加餐分量宜少，以免影响正餐的进食量。

（2）引导专注进食：尽可能给幼儿提供固定的就餐座位，定时定量进餐；避免追着喂、边吃边玩、边吃边看电视等行为；吃饭细嚼慢咽但不拖延，最好在 30 分钟内吃完；让幼儿自己使用筷子、勺子进食，养成自主进餐的习惯，这样既能增加幼儿进食兴趣，又能培养其自信心和独立能力。

（3）避免偏食挑食：家长应以身作则，并与幼儿一起进食，帮助幼儿从小养成不挑食、不偏食的良好习惯；鼓励幼儿选择多种食物，引导其多选择健康的食物；变换烹调的方法或盛放的容器，或采用重复小分量供应，鼓励幼儿尝试并及时表扬，不可强迫喂食；增加幼儿的活动量，以增加能量消耗，增进食欲，提高进食能力；避免以食物作为奖励或惩罚的措施。

2. 每天饮奶，足量饮水，正确选择零食

（1）培养巩固饮奶习惯：每天饮用 300 ～ 400mL 奶或相当量的奶制品，保证幼儿钙的摄入量。喝奶后出现胃肠不适（如腹胀、腹泻、腹痛等）可能与乳糖不耐受有关，可采取以下方法加以解决：少量多次饮奶或吃酸奶；饮奶前进食一定的主食，避免空腹饮奶；改饮无乳糖奶或饮奶时加用乳糖酶。

（2）养成喝白开水的习惯：每天饮水 600 ～ 800mL，避免饮用含糖饮料；每天应少量多次饮水（上午、下午各 2 ～ 3 次），晚饭后根据具体情况而定。

（3）正确选择零食：①宜选择新鲜、天然、易消化的食物，如奶制品、水果、蔬菜、坚果和豆类食物。②少选油炸食品和膨化食品。③零食最好安排在两顿正餐之间，量不宜多，睡觉前 30 分钟不吃零食。④吃零食前要洗手，吃完要漱口。⑤注意零食的食用安全，避免整粒的豆类、坚果类食物呛入气管发生意外，建议磨成粉或打成糊食用。

3. 食物应合理烹调，易于消化，少调料，少油炸

（1）食材处理：3 岁内的儿童食材需切碎煮烂，完全去除皮、骨、刺、核等；大豆、花生等坚果类食物应先磨碎，制成泥糊等进食。

（2）烹调方法：宜采用蒸、煮、炖、焗等烹饪方式；口味以清淡为宜，不应过咸、

油腻和辛辣。

（3）调料添加：选用天然、新鲜香料（如葱、蒜、洋葱、柠檬、醋、香草等）和新鲜蔬果汁（如番茄汁、南瓜汁、菠菜汁等）进行调味；尽可能少用或不用味精或鸡精、色素、糖精等调味品；控制食盐用量，少选含盐高的腌制食品或调味品。

4. 参与食物选择与制作，增进对食物的认知与喜爱

（1）天然味道和质地：假日带幼儿到菜园，介绍蔬菜的生长方式、营养成分及对身体的好处；让幼儿在菜园里进行简单的农业生产，并亲自动手采摘蔬菜，激发幼儿对食物的兴趣。

（2）鼓励参与选择和制作：带幼儿去菜市场或超市选购食物，辨识应季蔬菜，让幼儿尝试自主选购蔬菜；参观家庭膳食制备过程，让幼儿参与一些力所能及的加工活动，如择菜。

5. 经常户外活动，保障健康生长

（1）运动量：每天应进行至少60分钟的体育活动，最好是户外游戏或运动；结合日常生活多做体力锻炼（公园玩耍、散步、爬楼梯、收拾玩具等）；适量做较高强度的运动和户外活动，包括有氧运动（骑小自行车、快跑等）、伸展运动、肌肉强化运动（攀架、健身球等）、团体活动（跳舞、小型球类游戏等）。

（2）注意事项：除睡觉外，连续超过1小时的静止状态，每天看电视、玩平板电脑、看手机视频等累计时间不超过2小时。

拓展阅读

幼儿餐前准备与餐后清洁

情景案例导入

一、背景介绍

某托育园有一群25～36个月的幼儿，他们每天需要定时进餐。为了确保幼儿的饮食卫生和健康，托育园需要做好餐前准备和餐后清洁工作。

二、问题分析

1. 餐前准备工作不充分，可能导致食物污染、交叉感染等问题。
2. 餐后清洁工作不到位，可能导致食物残渣、油污等滋生细菌，影响幼儿的健康。

三、解决方案

1. 餐前准备

（1）餐具消毒：使用专用的餐具清洗剂和消毒液，对餐具进行清洗和消毒。确保餐具干净无菌，避免食物污染。

（2）食物准备：根据幼儿的饮食需求，提前准备好食物。食物应新鲜、无变质，并确保食物的温度适宜。

（3）环境清洁：保持餐厅环境整洁，定期清理地面、桌面等，避免灰尘和细菌滋生。

2. 餐后清洁

（1）食物残渣清理：及时清理餐桌上的食物残渣和垃圾，保持桌面干净。

（2）餐具清洗：使用专用的餐具清洗剂和清水，对餐具进行清洗和消毒。确保餐具干净无菌，为下一次用餐做好准备。

（3）环境清洁：使用专用的清洁剂和工具，对餐厅环境进行清洁和消毒。保持餐厅整洁，为幼儿提供一个健康的饮食环境。

四、总结与建议

通过以上的问题分析和解决方案，我们可以为该托育园提供以下建议：首先，做好餐前准备，确保食物新鲜、无污染，餐具干净无菌。其次，做好餐后清洁工作，及时清理食物残渣和垃圾，保持餐厅环境整洁，定期对餐具和环境进行清洗和消毒，确保卫生安全。最后，加强员工培训和管理，提高员工的卫生意识和操作技能，确保幼儿的饮食安全和健康。

相关知识

一、进餐护理的意义

1. 培养幼儿进餐习惯。
2. 防范进餐中的危险。
3. 指导幼儿顺利完成进餐。

二、餐桌清洁与消毒

1. 餐桌的清洁消毒工作，应在幼儿远离桌面的前提下完成。

2. 配置好消毒液。根据《次氯酸钠类消毒液卫生质量技术规范》规定，一般物体表面需要浓度为 $100 \sim 250mg/L$。

3. 清洁消毒过程按照"清水—消毒液—清水"的顺序对餐桌桌面及四周进行清洁、消毒、再清洁，即先用清水擦拭一遍，再用提前配置好的消毒液消毒一遍，消毒液在桌面滞留 10 分钟后再用清水将消毒液擦拭干净，确保无消毒液残留。

4. 指导值日生用清水擦第二遍桌子，发餐具，摆椅子。注意值日生的行装，做事的规范。比如，擦桌子应"压着"擦，不能有遗漏；摆餐具不能拿着勺（筷子）的头部；撤椅子的小朋友应该跟在最后一个摆餐具小朋友的后面，以免影响别人的工作。

三、指导幼儿餐前洗手

托育师引导幼儿用肥皂、流动水认真清洗双手，可参考七步洗手法（图5-1）。洗手过程中，提醒幼儿有秩序，不打闹不拥挤，不弄湿地面和衣服，注意节约用水，洗完手后用自己的毛巾将手擦干，挂好毛巾，回座位等待进餐。

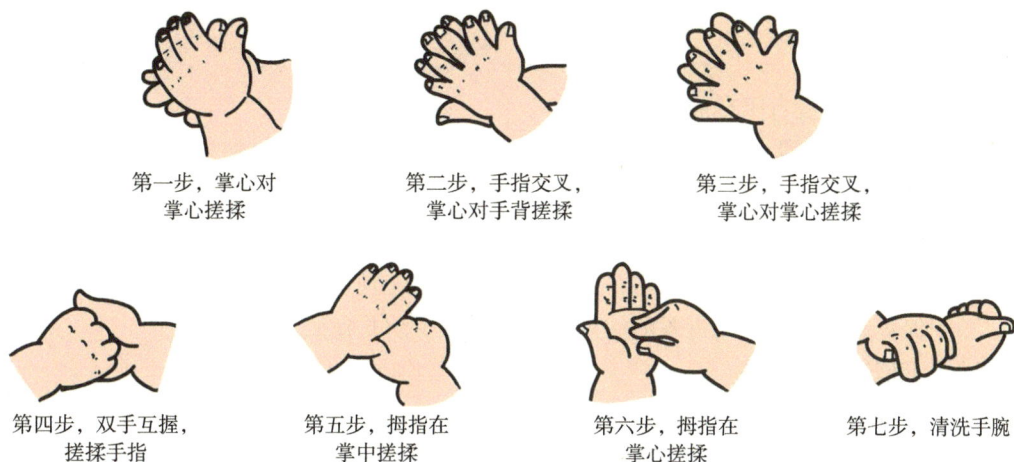

第一步，掌心对
掌心搓揉

第二步，手指交叉，
掌心对手背搓揉

第三步，手指交叉，
掌心对掌心搓揉

第四步，双手互握，
搓揉手指

第五步，拇指在
掌中搓揉

第六步，拇指在
掌心搓揉

第七步，清洗手腕

图 5-1　七步洗手法

四、餐前安静活动

帮助幼儿调节情绪，让幼儿在良好和愉悦的情绪下进餐是餐前安静活动的主要目的。这时候的幼儿刚结束有趣而热闹的游戏活动，情绪上很难一下转变为安静状态，因此在集体有序地如厕、洗手后，往往需要借助一些安静的活动来调整幼儿的情绪，如听听轻松的音乐、故事，做做益智的手指游戏等。合理组织餐前安静活动，有助于稳定幼儿情绪，促进食欲。

五、菜谱介绍激发食欲

在午餐前请幼儿根据闻到的香味猜猜今天将吃些什么菜、喝些什么汤，通过这"闻一闻""猜一猜""说一说"等一系列活动，幼儿往往很容易被午餐中食物的色香味所吸引，从而有效地激起幼儿想吃的欲望。在这个过程中，还可以向幼儿介绍食物的营养成分及对人体的好处，帮助幼儿改善不良的饮食习惯，达到均衡摄取营养、拓展知识经验的目的。

六、进餐的护理要点

（一）护理要点1

1. 肥胖的幼儿

让肥胖的幼儿先喝汤，再吃蔬菜，然后吃饭和荤菜，并随时提醒和督促肥胖的幼儿进餐速度，鼓励教育幼儿细嚼慢咽，保证进餐速度控制在 20～30 分钟，纠正幼儿挑食、偏食的不良饮食习惯。

2. 营养不良的幼儿

做到少盛多添，经常提醒和督促幼儿进餐速度，告知幼儿用两边牙齿咀嚼（把肥胖的幼儿和营养不良的幼儿安排在同一桌上进餐，以起到相互督促作用），让每个幼儿都能吃完自己的一份饭菜。督促每位幼儿均咽下最后一口饭才能离开桌子，再进行漱口。

（二）护理要点 2

1. 物质环境

（1）就餐环境没有闲杂的陌生人。

（2）餐具清洁、大小适中。

2. 精神环境

（1）保持就餐环境内安静或轻声地播放轻松的音乐。

（2）保育员应态度和蔼、亲切，周到地照顾幼儿进餐。

（3）保育员不转移幼儿进餐的注意力，避免减少幼儿食欲。

（4）不催促幼儿进餐。

（5）不批评幼儿，不利用进餐时间解决问题。

（6）保育员不宜在幼儿进餐时讲故事、大声聊天，或允许幼儿在进餐时大声交谈，以免引起幼儿过度兴奋。

（三）护理要点 3

1. 尽量避免幼儿在进餐中说笑打闹，防止异物进入呼吸道。

2. 及时解决进餐中出现的意外问题，如呕吐、打翻饭碗、牙疼、肚子疼、哭泣等。

3. 幼儿进餐时，保育员应仔细观察每一个幼儿的进餐行为，观察幼儿的进餐情绪、进餐速度、进餐量以及对食物的偏好，发现问题及时处理。

4. 当发现幼儿进餐时情绪低落、食欲较差，应检查幼儿是否发热，询问有无牙疼、嗓子疼、肚子疼等。对于挑食的幼儿应进行耐心的引导工作，可让幼儿少量尝试该种食物。当幼儿吃带骨、带刺的食物时，更应密切观察，进行必要的指导，若发现骨、刺卡入喉咙，应迅速做出处理，必要时就医。幼儿进餐时还容易出现不小心咬破舌头、咬破嘴唇、掉了门牙、打翻饭碗等现象，托育师应耐心细致地帮助解决，必要时就医。

（四）餐中习惯养成

1. 制造轻松愉快的气氛

（1）适当播放轻松的音乐，音量以幼儿听到为宜。

（2）音量过小起不到效果。

（3）音量过大会刺激幼儿过度兴奋，分散幼儿注意力。

（4）托育师说话时也应降低声音。

2. 纠正不良坐姿

（1）选择贴合幼儿脊柱的座椅。

（2）示范正确的坐姿。

（3）当幼儿坐姿不正确时，及时提醒与引导。

（4）设计一些与坐姿相关的游戏或活动。

3. 纠正偏食、挑食的习惯

（1）餐前诱导。

（2）讲故事。

（3）普及营养知识。

（4）少盛多添，逐渐加量。

（5）座位安排。

七、餐后的整理工作

1. 餐后整理

（1）引导幼儿注意进餐时餐桌的清洁程度，指导幼儿餐后自己整理餐桌。

（2）餐后幼儿安静活动或散步。

（3）保育员应在幼儿整体进餐结束后再整理地面。

（4）擦桌布应及时进行清洁、消毒及晾晒。

2. 餐后习惯养成

引导幼儿吃完后将自己餐桌上、碗里的食物残渣清理干净，倒在指定的地方，并把碗轻轻地放在固定的地方；养成饭后漱口、擦嘴的习惯，并告诉幼儿餐后漱口、擦嘴不仅能使幼儿的牙齿得到保护，而且也会养成整洁、干净的好习惯，良好的习惯在不知不觉中养成（图 5-2）。

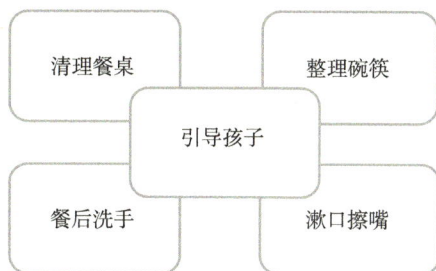

图 5-2 餐后习惯养成

思考题

一、单选题

1. 中国营养学会推荐 25～36月龄幼儿每日能量供应男童为（   ）。

  A. 1000～1200 B. 1100～1250 C. 800～1000 D. 1100～1150

2. 下列哪项不是 25～36月龄幼儿健康饮食行为的要点（   ）。

  A. 养成饭前洗手的习惯 B. 学习自己拿勺子吃饭

  C. 培养幼儿细嚼慢咽的好习惯 D. 进食时间和量变化较大

3. 25～36月龄幼儿每日谷类食物建议摄入量是（   ）g。

  A. 50～75 B. 75～100 C. 75～125 D. 125～150

4. 0～3岁婴幼儿健康饮食行为培养的关键期是（   ）。

  A. 0～6月龄 B. 7～12月龄 C. 13～24月龄 D. 25～36月龄

5.培养幼儿自主进食第三个黄金时期是在（　　）岁以后。

　　A. 1.5　　　　　　B. 2　　　　　　　　C. 2.5　　　　　　　　D. 3

二、简答题

1.25～36月龄幼儿正确的喂养观有哪些？

2.如何培养幼儿良好的饮水习惯？

3.营养不良儿童的护理要点有哪些？

参考答案

一、单选题

1.B　2.D　3.C　4.D　5.B

二、简答题

1.25～36月龄幼儿正确的喂养包括：

（1）坚持食物多样。

（2）坚持规律就餐。

（3）坚持吃动平衡。

（4）坚持每天饮奶，足量饮水。

（5）坚持合理烹调。

2.培养幼儿良好的饮水习惯如下：

（1）定时喝水补充水分。

（2）从小让幼儿习惯清淡饮水。

（3）以身作则，自己喝白开水，少喝饮料。

（4）让幼儿随时都有白开水喝。

（5）经常提醒幼儿喝水，出门养成带白开水的习惯。

（6）不要喝冰水，冰水容易引起胃黏膜血管收缩，从而影响消化或引起肠痉挛。

3.营养不良儿童的护理要点有：做到少盛多添，经常提醒和督促幼儿进餐速度，告知幼儿用两边牙齿咀嚼（把肥胖的幼儿和营养不良的幼儿安排在同一桌上进餐，以起到相互督促作用），让每个幼儿都能吃完自己的一份饭菜。督促每位幼儿均咽下最后一口饭才能离开桌子，再进行漱口。

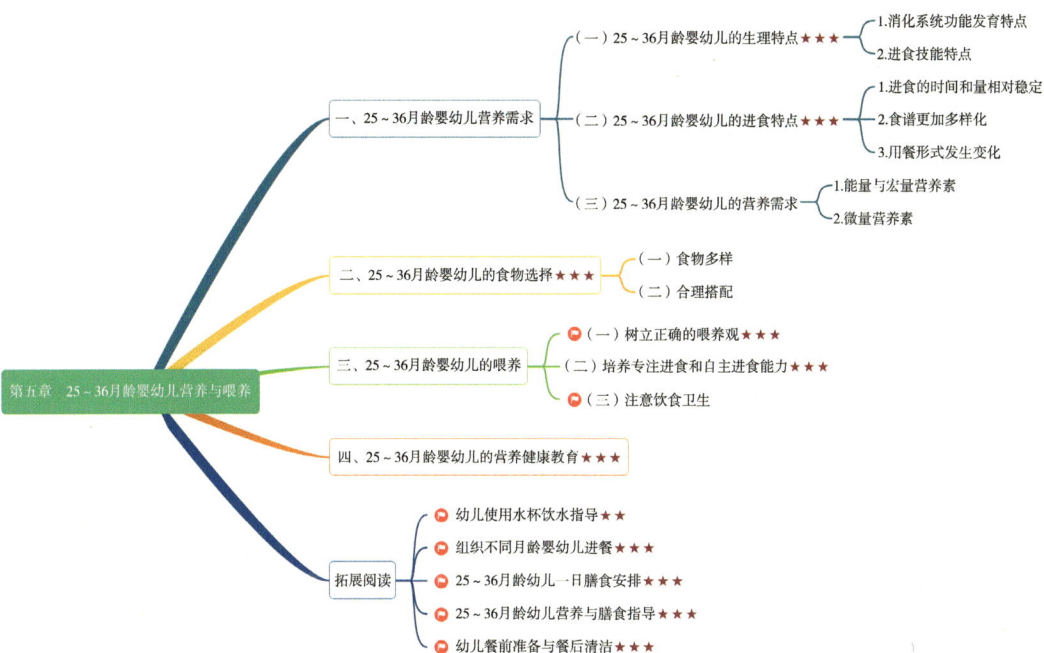

一、25～36月龄婴幼儿营养需求
- （一）25～36月龄婴幼儿的生理特点★★★
  - 1.消化系统功能发育特点
  - 2.进食技能特点
- （二）25～36月龄婴幼儿的进食特点★★★
  - 1.进食的时间和量相对稳定
  - 2.食谱更加多样化
  - 3.用餐形式发生变化
- （三）25～36月龄婴幼儿的营养需求
  - 1.能量与宏量营养素
  - 2.微量营养素

二、25～36月龄婴幼儿的食物选择★★★
- （一）食物多样
- （二）合理搭配

三、25～36月龄婴幼儿的喂养
- （一）树立正确的喂养观★★★
- （二）培养专注进食和自主进食能力★★★
- （三）注意饮食卫生

四、25～36月龄婴幼儿的营养健康教育★★★

第五章　25～36月龄婴幼儿营养与喂养

拓展阅读
- 幼儿使用水杯饮水指导★★
- 组织不同月龄幼儿进餐★★★
- 25～36月龄幼儿一日膳食安排★★★
- 25～36月龄幼儿营养与膳食指导★★★
- 幼儿餐前准备与餐后清洁★★★

第六章　婴幼儿膳食调查与营养状况评价

【学习目标】

知识目标：

了解我国婴幼儿膳食调查的相关概念、调查时间以及调查方法。

能力目标：

1. 根据膳食调查结果进行计算。

2. 能初步判断膳食结构存在的营养问题，并能够提出合理化的改进意见。

素质目标：

具有科学严谨、认真负责的工作态度和乐于奉献、热爱儿童的职业操守。

案例导入

小明是一个 2 岁的健康幼儿，他的父母非常关注他的饮食和营养状况，在为小明选择食物时，非常注重食物所含的营养素及营养摄入量。小明 1 岁时比同龄孩子矮，小明的父母就经常给他买一些含钙量高的牛奶制品以及虾等，有时候还会为小明熬制骨头汤，就这样坚持了将近 1 年，但是小明的身高并没有多大的改变。为了了解小明的膳食摄入情况和营养状况，他们决定进行一次膳食调查和营养状况评价。

思考：

如何制订一份专属于小明的膳食调查计划并根据膳食摄入以及营养状况进行膳食和营养评价？

第一节　婴幼儿膳食调查方法

一、概念

婴幼儿膳食调查是从婴幼儿每日摄入食物种类的数量中计算所摄入的各种营养素的数量，与摄入量标准相比较，以评定正常营养需要的满足程度。婴幼儿膳食调查对象包括喂养人及其家庭（图 6-1）。

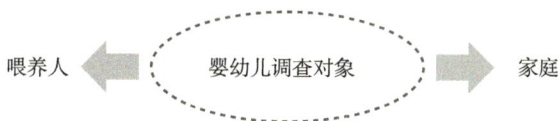

图 6-1　婴幼儿膳食调查对象

二、调查时间

每季一次，每次 3 ～ 7 天。

三、调查内容

调查内容见表 6-1。

表 6-1　不同年龄段婴幼儿膳食调查内容表

年龄	0 ～ 1 岁	1 ～ 2 岁	2 岁以上
调查内容	如何喂养是调查婴幼儿膳食质量的关键	调查重点是膳食的合理结构和膳食行为	重点是家庭平衡膳食的指导； "如何吃和吃什么"是指导的中心； 食物多样性、按比例吃、适量和个体化的指导原则

四、调查方法

（一）称量法

该法通过对婴幼儿群体或个体一日食物食用量进行称重，计算每人每日营养素摄入量（表 6-2）。

1. 操作步骤

（1）记录每餐各种食物的名称。

（2）称量，包括食物的生重、熟重、剩余量及零食量。

（3）计算生熟比，即生食重量 / 熟食重量。

（4）将食物按品种分类，计算平均每人每日的食物消耗量。

（5）按食物成分表计算平均每人每日的营养素摄入量。

表 6-2　食物消耗记录表

食物名称	生重（g）	熟重（g）	生熟比	熟食剩余量（g）	实际消耗量（g）	
					熟重	生重

2. 称量法的特点

（1）适用对象：集体食堂、单位、家庭及个人膳食调查。

（2）调查时间：连续调查 1 周或不少于 3 天，一般 3 ～ 4 天。

（3）操作方式：在每餐食用前后对各种食物进行记录并称量。

（4）食物量：准确称量。

（5）关键：掌握各种食物的生熟比；准确称量个人所摄入的热食。

（6）优点：准确细致，可获得可靠的食物摄入量。

（7）缺点：繁琐，对调查员技术要求高；在外就餐时调查较困难；调查可能影响日常的饮食；配合程度差；不适合大规模调查。

（二）记账法

该法根据某群体一定期限内的各种食物消耗总量和就餐者人数，计算出平均每人每日的食物消耗量，再根据食物成分表计算每人每日的能量和营养素的摄入量。

1. 记录内容

其记录内容包括食物消耗量记录（调查前结存量、调查中购入量、调查后剩余量、零食、杂粮）和人数记录。

2. 记账法特点

（1）适用对象：集体食堂、单位及家庭膳食调查。

（2）调查时间：较长，如 1 个月或更长。

（3）操作方式：记录一段时间内的食物消耗总量。

（4）食物量：食物实际消耗量 = 食物最初库存 + 每日购入量 - 每日废弃量 - 剩余总量。

（5）关键：食物账目精确；每餐用餐人数统计确实。

（6）优点：手续简单，耗费人力少，适用于大样本，可做较长时期调查。

（7）缺点：不够准确，只得到人均摄入量，难以分析个体膳食状况。

（三）询问法

询问法也称为 24 小时回顾法，即通过询问的方法，使被调查对象回顾和描述在调查时刻以前 24 小时内摄入的所有食物的数量和种类，借助食物模型、家用量具或食物图谱对其食物摄入进行计算和评价（表 6-3）。

表 6-3　24 小时膳食询问调查表

序号：			调查日期：		
姓名：		性别：	住址：		电话：
餐次	食物名称	原料名称	原料重量	备注	进餐地点
早					

续表

序号：				调查日期：	
姓名：	性别：		住址：		电话：
餐次	食物名称	原料名称	原料重量	备注	进餐地点
中					
晚					

询问法的特点如下：

（1）适用对象：个体调查和特定人群的调查，一般在 7 ～ 75 岁。

（2）调查时间：24 小时（从最后一餐吃东西开始向前推 24 小时），或 2×24 小时、3×24 小时。

（3）操作方式：询问调查个体在前一日或数日所消耗的食物量（包括在外就餐和零食点心等），可以面对面或电话调查。

（4）食物量：通过家用量具（1.25mL、2.5mL、5mL、15mL 量勺，量杯，瓷碗，磅秤等）、食物模型或实物图片进行估计。

（5）关键：调查技巧及调查员素质。

（6）优点：可进行具有代表性的调查，且样本量大，费用低，应答率高。

（7）缺点：调查员之间的偏倚较大；准确率较低，容易低估食物摄入量。

知识链接

称重法与记账法的比较

1. 称重法适用于个人、家庭或团体的膳食调查

称重法能够准确反映调查对象的食物摄取情况，也能看出一日三餐食物的分配情况，但花费人力和时间较多，不适合大规模的营养调查。

2. 记账法适用于有详细账目的集体单位的膳食调查

记账法的优点在于操作较简单，费用低，人力少，可适用于大样本；在记录精确和每餐用餐人数统计确实的情况下，能够得到较准确的结果；此法较少依赖记账人员的记忆，食物遗漏少；集体单位的工作人员经过短期培训即可掌握这种方法，能定期自行调查。

其缺点是调查结果只能得到全家或集体中人均的摄入量，难以分析个体膳食摄入状况。与其他方法相比较，记账法可以调查较长时期的膳食，适合于进行全年不同季节的调查。

第二节　婴幼儿膳食调查结果评价

一、膳食调查的评价标准

（一）食物的种类

通过婴幼儿食谱中的食物种类及各类食物的量，了解婴幼儿是否偏食。婴儿以母乳为主；按照婴幼儿膳食指南，根据婴幼儿月龄的增长适量添加辅食，逐渐增加食物的种类，避免食物种类单一；3 岁幼儿，其每日食物的种类至少要达到 5 种，以防止幼儿偏食。

（二）摄入量占比

参照《中国居民膳食营养素参考摄入量（2023 版）》中"婴幼儿每日膳食中营养素供给量标准"，计算婴幼儿实际摄入的能量占供给能量标准的百分比。

正常：满足供给量标准的 90%。不足：低于 90%。严重不足：低于 80%。

在日托型托育园中，幼儿能量及其营养素的要求占供给量的 75% ～ 80% 或以上为正常。

（三）三大供能营养素的占比

蛋白质应占总能量的 12% ～ 15%，脂肪占总能量的 20% ～ 30%，碳水化合物占总能量的 50% ～ 60%。

（四）三大能量供能比

三大能量供能比约为蛋白质∶脂肪∶碳水化合物 =1∶2.5∶4。

（五）供能的食物来源分布

差：动物性蛋白质和豆类蛋白质占蛋白质总摄入量低于 10%。
良好：动物性蛋白质和豆类蛋白占蛋白质总摄入量高于 30%。
最好：动物性蛋白质和豆类蛋白占蛋白质总摄入量约 50%。
满意：动物性蛋白质和豆类蛋白占蛋白质总摄入量约 80%。

（六）膳食级别的评定

如果蛋白质的实际摄入量占供给量标准的 80% 以下，或者动物性蛋白和豆类蛋白质相加的重量在总蛋白质量的 30% 以下时，下降一级（表 6-4）。

表 6-4 不同级别蛋白质的实际摄入量占供给量标准的百分比

级别	实际摄入量占供给量标准（%）
1	> 90
2	85 ~ 89
3	80 ~ 84
4	70 ~ 79
5	< 70

二、膳食调查结果的评价

（一）膳食调查评价

膳食调查评价包括膳食结构评价、膳食能量与宏量营养素评价、微量营养素评价、膳食调查结果的计算。

1. 膳食结构评价

幼儿膳食结构应以谷类、蔬菜、水果、奶类、肉类、蛋类、豆类等为主要食物，其中谷类应占总能量的 50% 以上，蔬菜、水果应占总能量的 20% 以上，奶类、肉类、蛋类、豆类应适量摄入。

2. 膳食能量与宏量营养素评价

（1）能量：幼儿每天需要的能量因年龄、性别、身高、体重、活动水平及生长发育阶段等因素而异，一般来说，幼儿的能量需求随年龄的增长而逐渐增加。具体的能量摄入量应参考相关权威机构［如世界卫生组织（WHO）、中国营养学会等］的推荐标准，并结合幼儿的实际情况进行调整。

（2）蛋白质：蛋白质是幼儿生长发育所必需的营养素，但其能量贡献相对较低，一般占总能量的 10% ~ 15%。过多的蛋白质摄入会增加肾脏负担，不利于幼儿的健康。

（3）脂肪：脂肪也是幼儿能量的重要来源，应占总能量的 30% 左右。脂肪不仅提供能量，还能促进脂溶性维生素的吸收和利用。

（4）碳水化合物：碳水化合物应作为幼儿膳食能量的主要来源，占总能量的 50% 以上。碳水化合物易于消化吸收，能够迅速提供能量。

3. 微量营养素评价

幼儿每天需要的营养素因年龄、性别、身高、体重等因素而异，应摄入足够的维生素 A、维生素 D、维生素 E、维生素 K、维生素 B_1、维生素 B_2、维生素 B_6、维生素 B_{12}、叶酸、维生素 C、钙、铁、锌、碘等。

4. 膳食调查结果的计算

（1）各种营养素的摄入量：在采用称重法、记账法等调查方法计算出幼儿每日各种食物摄入量的基础上，查食物成分表即可得出每人每日摄入的各种营养素，然后再与参考摄入量标准进行比较。

对于幼儿蛋白质平均摄入量，全日制托幼机构应当达到参考摄入量的 80% 以上，寄宿制托幼机构应当达到参考摄入量的 90% 以上。维生素 A、维生素 B、维生素 B₂、维生素 C 及矿物质钙、铁、锌等应当达到参考摄入量的 80% 以上。

（2）一日总热量：幼儿一日摄入总热量 = 蛋白质摄入量（g）×4 + 脂肪摄入量（g）×9 + 糖类摄入量（g）×4。

一般寄宿制幼儿要求达到参考摄入量的 90% 以上，全日制幼儿需达到参考摄入量的 80% 以上。

（3）蛋白质、脂肪和碳水化合物的供热比例：将每日每人摄入的蛋白质、脂肪、碳水化合物的量分别相加，然后分别乘以 1g 蛋白质、脂肪、碳水化合物产生的热量，便得出三者产生的热量，再除以摄入的总热量，所得结果乘以百分之百。［1g 蛋白质、脂肪、碳水化合物在体内氧化产生的热量系数分别是：4kcal、9kcal 和 4kcal 或者 16.74kJ、37.66kJ 和 16.74kJ］用公式表示为：

蛋白质的供热比例 =［蛋白质摄入量（g）×4/ 热量摄入量（kcal）］×100%

脂肪的供热比例 =［脂肪摄入量（g）×9/ 热量摄入量（kcal）］×100%

碳水化合物的供热比例 =［碳水化合物摄入量（g）×4/ 热量摄入量（kcal）］×100%

然后将计算结果与三者在膳食中应占的供热比进行比较。三大营养素热量占总热量的百分比分别是蛋白质 12% ～ 15%，脂肪 30% ～ 35%，碳水化合物 50% ～ 60%。

（4）优质蛋白质占蛋白质总量的比例：将动物性蛋白质总量与大豆蛋白总量相加得出优质蛋白质总量，再除以一日食物中获得的总蛋白质量，乘以百分之百，即可得到优质蛋白占总蛋白质的比例。

公式表示为：

优质蛋白所占比例 =［（动物蛋白摄入量 + 大豆蛋白摄入量）/ 蛋白质总量］×100%

优质蛋白一般应不低于蛋白质总量的 50%。

（5）三餐热量比：每餐所摄入的热量除以一日总热量，即得各餐热量所占比例。然后将计算结果与三餐应占一日总热量的百分比进行比较。每日早餐、午餐、晚餐热量分配比例为 30%、40% 和 30%。

（二）婴幼儿膳食营养评价方法

1. 24 小时膳食回顾法

通过询问婴幼儿或家长，记录婴幼儿 24 小时内所摄入的食物种类、数量和时间，计算出婴幼儿各种营养素的摄入量。

2. 食物频率调查法

通过询问婴幼儿或家长，记录婴幼儿 1 周内所摄入的主要食物种类和频率，计算出婴幼儿各种营养素的摄入量。

3. 身高体重指数法

通过测量婴幼儿身高和体重，计算出婴幼儿的身高体重指数，评估婴幼儿是否存在营养不良或超重等问题。

（三）婴幼儿膳食营养评价的意义

婴幼儿膳食营养评价可以帮助家长和托育园了解婴幼儿的饮食结构和营养素摄入量是否合理，及时发现并纠正营养不良的饮食习惯，保证婴幼儿健康生长。同时，也可以为托育园制订科学合理的膳食方案提供参考。

实训二　婴幼儿营养状况问卷调查

案例导入

王红是一名婴幼儿托育服务与管理专业大三的学生，在市区一家托育中心实习。托大班的孩子即将毕业，托育中心计划利用暑假为所在社区家有适龄入托婴幼儿的居民举办 4 次营养与健康教育公益系列讲座，王红负责协助授课教师进行课前准备。因此，王红想要进行一次关于讲座内容的问卷调查。

思考：如果你是王红，会如何设计问卷、组织调查、运用结果？

作为一名托育机构的工作人员，在婴幼儿办理入托手续时或开展营养健康教育前，需要对婴幼儿或家长进行婴幼儿营养状况或家庭饮食情况和生活方式的调查，通过分析调查结果，可以发现婴幼儿和家长营养健康素养、营养知识掌握情况、不良饮食习惯、不良生活方式、不良饮食结构等方面的问题，以便于有针对性地开展营养健康教育和食育指导。

一、问卷设计的原则

（一）合理性原则

合理性原则是指设计的问卷必须与调查主题紧密相关。调查的主题可以是一个，也可以是多个，但是都要为调查的目的负责。违背这一原则，再漂亮或精美的问卷都是无益的。

（二）一般性原则

一般性原则是指问题的设置是否具有普遍意义。这是问卷设计的一个基本要求，在问卷中不能出现常识性的错误。

（三）逻辑性原则

逻辑性原则是指问卷要系统设计，有整体感，即问题与问题之间要具有逻辑性，独立的问题本身也不能出现逻辑上的谬误。只有问题设置紧密相关，才能够获得比较完整的信息。调查对象也会感到问题集中、提问有章法，能感受到问卷的严谨性、条理性、程序性。问卷不能给人以随意性的感觉。

（四）明确性原则

明确性原则实质是问题设置的规范性，即命题准确、提问清晰明确，被访者能够对问题做出明确的回答。

（五）非诱导性原则

非诱导性原则是指问题要设置在中性位置，不参与提示或主观臆断，完全将被访问者的独立性与客观性摆在问卷操作的限制条件的位置上。如果问卷设置具有了诱导和提示性的问题，就会在不自觉中掩盖事物的真实性。

（六）便于整理、分析的原则

成功的问卷设计除了要考虑到紧密结合调查主题与方便信息收集外，还要考虑到调查结果的容易得出和调查结果的说服力，这就需要考虑到问卷在调查后的整理与分析工作。

二、问卷调查的内容

问卷可以采取多选题、单选题、判断题等形式呈现，也可以有填空题。根据调查主题，进行问卷内容设计，确定不同问题的数量。填空题建议不宜太多，避免被访问者的答案过于分散，不利于调查结果的分析，偏离调查主题。

三、问卷调查的方法

（一）书面问卷调查法

书面问卷调查法是指将设计好的问卷印制好，在一定时间内进行发放、调查、回收、统计、分析，撰写调查报告的方法。

（二）网络工具调查法

网络工具调查法是指利用手机问卷星等网络调查工具进行问卷设计并开展调查的方法，设置好开始时间、结束时间，发放给指定人群，时间结束后，自动出分析结果，撰写调查报告。

四、问卷调查报告

问卷调查报告一般分为三部分，包括前言、主体、结论。

（一）前言

该部分主要交代调查目的、调查时间、地点、调查人、调查对象、调查方法、问卷发放情况、回收情况等。

（二）主体

该部分主要对调查结果进行分析汇总。可以逐题分析，也可以分类合并进行分析。

（三）结论

该部分依据调查结果分析得出结论，为后续工作开展提供服务。

思考题

一、单选题

1. 膳食调查的目的是（　　　）。
   A. 了解有无营养缺乏症　　　　　　B. 了解膳食结构及营养素摄取情况
   C. 了解机体生长发育情况　　　　　D. 了解机体营养状况

2. 膳食调查中，使用称重法的优点是（　　　）。
   A. 能精确分析人均膳食情况　　　　B. 所需人力多
   C. 费时间　　　　　　　　　　　　D. 操作比较复杂

3. 体重指数是（　　　）。
   A. 身高（米）/体重（千克）　　　　B. 体重（千克）/身高（米）^{2}
   C. 体重（千克）/身高（米）^{3}　　　D. 高（米）/体重（千克）^{3}

二、简答题

婴幼儿膳食营养评价方法有哪些？

参考答案

一、单选题

1. B　2. A　3. B

二、简答题

婴幼儿膳食营养评价方法包括24小时膳食回顾法、食物频率调查法、身高体重指数法。

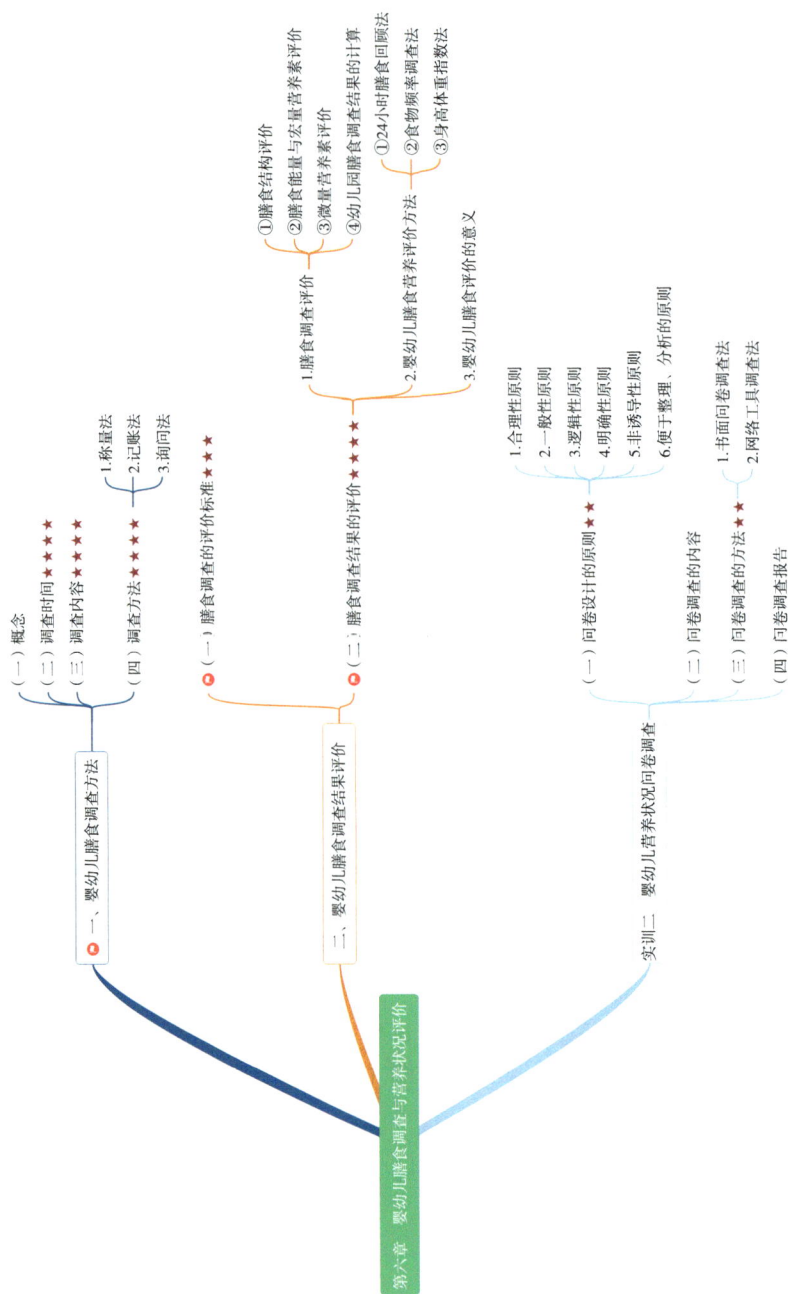

第六章　婴幼儿膳食调查与营养状况评价

一、婴幼儿膳食调查方法

（一）概念 ★★★★

（二）调查时间 ★★★★

（三）调查内容 ★★★★

（四）调查方法 ★★★★
　　1.称量法
　　2.记账法
　　3.询问法

二、婴幼儿膳食调查结果评价

（一）膳食调查的评价标准 ★★

（二）膳食调查结果的评价 ★★★

1.膳食调查评价
　　①膳食结构评价
　　②膳食能量与宏量营养素评价
　　③微量营养素评价
　　④幼儿园膳食调查结果的计算

幼儿园膳食回顾评价
　　①24小时膳食回顾法
　　②食物频率调查法
　　③身高体重指数法

2.婴幼儿膳食营养评价方法

3.婴幼儿膳食评价的意义

实训三　婴幼儿膳食调查与营养状况评价

（一）问卷设计的原则 ★★
　　1.合理性原则
　　2.一般性原则
　　3.逻辑性原则
　　4.明确性原则
　　5.非诱导性原则
　　6.便于整理、分析的原则

（二）问卷调查的内容

（三）问卷调查的方法 ★
　　1.书面问卷调查法
　　2.网络工具调查法

（四）问卷调查报告

第七章　食品安全管理

【学习目标】

知识目标：

1. 掌握合理储存、合理烹饪婴幼儿食品的方法。

2. 熟悉特殊体质婴幼儿的表现和类型，能够针对特殊体质婴幼儿进行膳食管理。

能力目标：

1. 能够指导家长通过家庭膳食管理的办法来合理储存婴幼儿食物，指导照护者对特殊体质婴幼儿进行合理喂养。

2. 能够根据所学知识对婴幼儿及家长开展食品卫生与安全教育、健康教育。

素质目标：

具有对婴幼儿的关爱与耐心，具有健康的心理素质和身体素质。

案例导入

小华是一个 2 岁的健康幼儿，他的父母非常注重他的饮食安全。为了确保小华的食品安全，他们决定加强食品安全管理，确保他摄入的食物安全、卫生且营养。

小华的父母不仅关注食品的来源，还注意检查食品的保质期，确保购买的食品新鲜且在保质期内。在烹饪过程中，他们注重食品的卫生。他们使用干净的厨具和餐具，确保食物不受污染。他们还遵循正确的烹饪方法，确保食物煮熟且营养不流失。此外，他们还关注食品的储存。他们将食品存放在干燥、阴凉的地方，避免食品受潮或变质；定期清理冰箱，确保食品的储存环境卫生。然而，在吃虾之后，小华身上却出现了很多的疹子，在询问医生后才得知小华对虾过敏。在此之后，小华的父母非常注重小华的饮食表现。

思考：对于特殊体质儿童，当他们出现食物过敏或消化不良时，家长应该如何应对？

第一节　食品加工卫生与安全

一、食品的选择

作为食品本身，应当是无毒、无害的，符合应当有的营养需求，具有相应的色、香、味等感官性状。但是，食品在生产、加工、储存、运输、销售、烹调等各个环节中会受到一些生物性、化学性、放射性因素的污染，从而影响食品的感官品质、营养价值，甚至对人体产生危害。

世界卫生组织（WHO）对食品卫生的定义是：在食品的培育、生产、制造直至被人摄食为止的各个阶段中，为保证其安全性、有益性和完好性而采取的全部措施。

《中华人民共和国食品安全法》第十章附则第一百五十条规定：

食品：指各种供人食用或者饮用的成品和原料以及按照传统既是食品又是中药材的物品，但是不包括以治疗为目的的物品。

食品安全：指食品无毒、无害，符合应有的营养需求，对人体健康不造成任何急性、亚急性或者慢性危害。

预包装食品：指预先定量包装或者制作在包装材料、容器中的食品。

食品添加剂：指为改善食品品质和色、香、味以及为防腐、保鲜和加工工艺的需要而加入食品中的人工合成或者天然物质，包括营养强化剂。

食品保质期：指食品在标明的贮存条件下保持品质的期限。

食源性疾病：指食品中致病因素进入人体引起的感染性、中毒性等疾病，包括食物中毒。

食品安全事故：指食源性疾病、食品污染等源于食品，对人体健康有危害或者可能有危害的事故。

为了确保婴幼儿安全、健康，需要从食品及食品原料采购、运输、储存、加工、烹调、留样直至食用等各个环节讲究食品卫生，实行闭环管理，确保食品安全，保障婴幼儿生命健康安全。

（一）了解食品安全等级

目前我国与食品安全和生态环境相关的食品认证形式有三种，即无公害食品、绿色食品、有机食品。三者在概念、生产标准、技术要求、认证形式和安全等级上具有明显的差异。

1. 无公害食品

无公害食品是指无污染、无毒害、安全优质的食品，其生产地环境清洁，按规定的技术操作规程生产，将有害物质控制在规定的标准内，并通过部门授权审定标准，可以使用无公害食品标志，如无公害农产品。无公害农产品是指食用安全的农产品，按照规定的技术规范生产，产地环境、产品质量符合国家强制性标准并使用特有标志的安全农产品。无公害农产品的定位是保障消费安全，满足公众需求。无公害农产品认证是政府行为，采取逐级行政推动，认证不收费。无公害农产品在生产过程中允许使用农药和化肥，但不能使用国家禁止使用的高毒、高残留农药。

2. 绿色食品

绿色食品是遵循可持续发展原则，按照特定生产方式生产，经农业农村部下属中国绿色食品发展中心认定，许可使用绿色食品标志，无污染的安全、优质、营养类食品。无污染是指在绿色食品生产、加工过程中，通过严密监测、控制，防范农药残留、放射性物质、重金属、有害细菌等对食品生产各个环节的污染，以确保绿色食品产品的洁净。

绿色食品的优质特性不仅包括产品的外表包装水平高，而且还包括内在质量水准高。其产品的内在质量又包括两方面：一是内在品质优良，二是营养价值和卫生安全指标高。

绿色食品分为 A 级和 AA 级两个档次：AA 级绿色食品在生产过程中不使用化学合成的肥料、农药、兽药、饲料添加剂、食品添加剂和其他有害于环境和身体健康的物质，按有机生产方式生产，产品质量符合绿色食品产品标准。A 级绿色食品在生产过程中严格按照绿色食品资料使用准则和生产操作规程要求，限量使用限定的化学合成生产材料，产品质量符合绿色食品产品标准。

3. 有机食品

根据我国国家标准《有机产品　生产、加工、标识与管理体系要求》（GB/T 19630—2019）的规定，有机产品是指有机生产、有机加工的供人类消费、动物食用的产品。有机食品是指来自有机农业生产体系的食品，根据国际有机农业生产要求和有机食品标准规定的生产管理过程进行生产加工的，并通过独立的有机食品认证机构认证的可食用农副产品及其加工品。

这里所说的"有机"不是化学上的概念，而是指采取一种有机的耕作和加工方式。有机的标准，简单地说，就是要求在动植物生产过程中不使用化学合成的农药、化肥、生长调节剂、饲料添加剂等物质，以及基因工程生物及其产物，而且遵循自然规律和生态学原理，采取一系列可持续发展的农业技术，协调种植业和养殖业的平衡，维持农业生态系统良性循环。在加工、贮藏、运输、包装、标识、销售等过程中，有机食品也有一整套严格规范的管理要求。

由于有机食品不使用化学合成的农药、化肥、激素以及转基因等有害物质，来自有机农业生产体系，可回溯，因此成为目前公认的最安全食品。以蔬菜为例进行说明，各等级蔬菜生产要求见表 7–1。

表 7-1　各等级蔬菜生产要求

蔬菜种类	化学农药	化肥	生长激素	转基因技术
有机/绿色（AA级）蔬菜	禁止	禁止	禁止	禁止
绿色蔬菜（A级）	限制使用	限制使用	限制使用	不限制使用
无公害蔬菜	限制使用	限制使用	不限制使用	不限制使用

由上表可知，有机/绿色（AA级）蔬菜最有安全保障。在选购时，注意识别食品标签、产品标识、防伪标志等，根据需要选购。

(二) 读懂食品标签

通过食品标签中标注的食品名称、规格、净含量、生产日期，可以了解、判定、区分食品的质量特征，把握食品的新鲜度；通过食品的营养成分表或配料表，可以识别食品的内在质量及特性；通过生产者的名称、地址、联系方式，有助于消费者根据生产者的信誉度进行选择；保质期可以表明食品的食用期限；产品标准代号可以反映食品质量特性及产品依据标准。

在选购婴幼儿食品时，要注意看该食品中添加剂的种类，添加剂越少越安全；注意鉴别反式脂肪酸，有的食品虽然标签中显示反式脂肪酸为"0"，但是配料表中含有的氢化植物油、氢化脂肪酸、植物黄油、人造黄油、起酥油、人造酥油、精炼植物油、植脂末、代可可脂等，也有增加动脉粥样硬化、冠心病等多种慢性病的危险。

(三) 选购注意事项

1. 注意购买数量和购买质量

新鲜的绿叶蔬菜，含水量高，易受细菌污染，发生腐烂变质，因此，一次性购买的数量不宜过多，现吃现买即可。

2. 注意食品保质期

建议不要贪图便宜，购买快过期的食品给婴幼儿食用，易产生安全隐患。

3. 走出食品标签认知误区

零脂肪不代表吃不胖，无糖食物不代表零糖食物，零反式脂肪酸不代表无脂肪酸，零防腐剂不代表安全无害。

二、食品的储存

(一) 婴幼儿食品的储存要求

婴幼儿食品储存场所，除冷库外的库房应有良好的通风、防潮设施，使用的工具和设备应当安全、无害、保持清洁，并设置防鼠、防虫、防蝇、防蟑螂的设备，不得存放有毒有害物品。食品和非食品库房分开。若在同一库房内同时储存食品和非食品，应区分存放区域，并设置明显的标识区分。

食品储存时距离墙壁、地面应在 10cm 以上，不同的食品应分类、分架存放，记录存放时间和保质期，并定期检查，使用时遵循先进先出的原则，变质和过期食品应及时清除。

冷藏、冷冻柜（库）应有明显的区分标识，具备正确指示温度的温度计，定期除霜（不得超过 1cm）、清洁和保养，保证设施正常运转，符合相应的温度范围要求。冷藏、冷冻储存应做到原料、半成品、成品严格分开，植物性食品、动物性食品分类摆放，不得将食品堆积、挤压存放。

（二）常见的食物储存方法

食品原料的储藏，其基本原理主要是根据食品原料的不同特性，确定适宜的储藏方法和条件，有效地控制原料保管时的温度、湿度、渗透压、pH 值，形成不利于微生物生长繁殖的环境，同时抑制酶的活性，控制原料的腐败变质，达到储藏的目的，并创造良好的保管条件和环境，保证原料的基本质量。婴幼儿食物储存的目的是保持新鲜，避免污染。通过了解不同储存方法的特点，可以合理储存婴幼儿的食物，保证饮食安全。婴幼儿食物的储存主要有如下 6 种常用方法。

1. 低温储藏法

低温储藏法是生活中使用最为普遍的方法，它是通过降低环境温度，有效地延缓微生物生长繁殖，抑制酶活性和减弱食品原料的化学变化，延缓食品原料腐败变质的一种方法。此方法能够较好地保存原料的营养价值、新鲜度和原有风味，对于易腐的新鲜原料，低温储藏法应用更广泛。低温储藏法分为冷藏、冷冻两种。

（1）冷藏：是将温度控制在冰点或冰点以上的保管方法。食品原料的冰点温度多数在 $-1 \sim 2$℃，但由于多数微生物在 10℃以下难以繁殖，所以冷藏的温度一般控制在 $0 \sim 10$℃，$4 \sim 8$℃是使用最广泛的温度范围。食物的性质不同，使用的温度也不同，如肉、禽、蛋、奶及其制品等可采用接近原料冰点的低温来储藏；某些蔬菜如黄瓜、西红柿、茄子等和一些热带、亚热带产的水果应用较高的温度。储存期一般从几天到数周不等，如冷藏合理，原料的营养价值和色泽、风味、质地都不会有大的影响。

冷藏适合储存质地新鲜但又怕冻的食物，如新鲜的蔬菜、水果、蛋类、奶制品及各种熟食等。一些动物性食物如鲜肉、鱼、禽等原料以及母乳的短期储存也可以用冷藏的方法。

（2）冷冻：是先将原料用速冻的方法冻结，然后再放入 0℃以下的冷库中储存的方法。原料冷冻时由于水结成冰，其体积平均增加 $9\% \sim 10\%$，如果采用缓慢冻结的方式，原料中的水分会结成较大的冰晶，使细胞受挤压，变形破裂。当原料解冻后融化的水分连同部分营养素不能再渗入细胞而流失，从而降低了食品的质量。为了防止食品原料的组织结构被破坏，应采用低温快速冷冻方法。冷冻储藏适合保存肉类、禽类、鱼虾等动物原料，也可用于母乳的长期保存。

2. 高温储藏法

高温储藏法是利用高温杀灭食品原料中的大部分微生物，并破坏酶的活性，从而防止原料变质的方法。高温储藏法包括高温灭菌和巴氏灭菌两种。

（1）高温灭菌：这种方法在食品工业中使用普遍，常见温度为 100～120℃，在此温度下，短时间加热即可杀灭多数细菌。

（2）巴氏灭菌：此方法由法国的巴斯德发明。将食品原料在 60～65℃ 的温度下加热 30 分钟，可杀灭微生物，同时不毁灭原料的风味特点，但由于加热温度低，不能杀灭孢子或芽孢，适合保存不宜高温加热或只作短期储藏的原料，如牛奶、果汁等。

3. 密封储藏法

密封储藏法是用符合食品卫生要求的特殊原料、机械或器皿，将食品原料密封起来，使其和阳光、空气、微生物等隔离，防止原料被污染和氧化。常用的方法包括塑料薄膜封、金属罐封、玻璃瓶封、锡纸封、纸封、石蜡封、肠衣封、聚酯封、油脂封、泥封等。此储存方法主要在罐头食品和预包装食品中使用。

4. 气调储藏法

气调储藏法是通过改变食品原料存放环境的气体构成，以满足保存食品原料要求的方法。一般采用气调库、塑料薄膜、封闭容器等置放原料，再降低其中的氧气含量或增加氮气、二氧化碳的含量，达到长期保存的目的。该法通常用于保存蔬菜、水果以及肉类等，也可用于婴幼儿零食的保存。

5. 通风储存法

通风储存法主要适用于保存怕霉、怕捂的粮食、干货食物和需要风干的食物，如米、面、花生、蔬菜等，在储藏的时候保持通风以抑制霉菌的生长，有利于保持食物的原有成分，减少霉变。

6. 活氧储藏法

活氧储藏法是对购进时成活的动物性原料进行短期饲养而确保动物性原料的最佳食物价值，最大限度地发挥食品原料品质特征的一种特殊保藏方法。该法主要适用于对新鲜程度要求较高、烹调前需要动物排空肠肚内的泥沙或需去除泥腥味的动物性原料，如虾、蟹、甲鱼、泥鳅、黄鳝等，但不同的水产品对水质的要求不同，不同的陆生动物（包括禽类、爬行类、昆虫类等）对其生存环境的要求也不同，在储存时要慎重了解。

（三）食物储存的常见问题

1. 封口不严

对食物进行密封保存时，如没有认真封口（如没有盖紧盖子或没有对好封口条），可造成空气和湿气漏入，促进微生物繁殖，导致食物腐败。储存食物时，务必将储存容器的空气尽量排空，封口封紧。

2. 储存时未换原包装

除了预包装食品外，购买时用于包裹肉类、切开的蔬菜和水果等食物的保鲜膜等原包装在交易买卖过程中容易被微生物污染，若食物买回后不换原包装且久置，易加重污染。

非预包装食物买回家后若暂时不吃，应去掉原包装，并将食物洗干净，再用干净的保鲜袋或保鲜膜重新包裹后放进冰箱。

3. 大块食物未拆分储存

大块猪、牛、羊肉等如果整块速冻，会导致一次解冻无法吃完而反复冻存和解冻，多次解冻会导致污染机会增加，加速食物变质。购买的大份食物应洗净后分成若干份（一次可吃完的量），分别包好储存。

4. 储存在冰箱内的食物种类不当

冰箱门的温度比冰箱内架的温度稍高，如鸡蛋、牛奶和新鲜熟食等易变质的食品应放在冰箱内部的架子上或盒子上。

5. 食物放入冰箱时温度过高

食物温度较高时放入冰箱，既会使耗电增加，又会使周围食物因为温度升高而滋生细菌。温度过高的食物宜放凉后再放入冰箱保存。大盒温热食物急需冷藏时可以加些冰块降温，或将其分成小份再储存。

6. 仅凭感官性状的变化判断食物是否变质

通过食物感官性状的变化判断食物变质与否是生活中常用的方法，但某些食物变质后其感官性状并不会发生很大的变化。如被少量沙门菌、金黄色葡萄球菌等污染过的食物，感官上变化不大，直接食用会引起食源性疾病。购买食物时应注意包装上的最佳食用日期，注意食物的储存期限，剩饭剩菜再次食用前应彻底加热。

7. 果蔬的催熟使用

成熟度高的杏、苹果、桃子、哈密瓜等，同其他蔬果放在同一密闭空间时，会释放乙烯气体，让后者快速成熟，加速食物腐败、变质。

8. 一次采购过多蔬菜

采购回来的蔬菜储存时间越久，营养素流失越多，同时部分蔬菜的亚硝酸盐含量增加。应按需采购蔬菜，缩短储存时间，最好即买即吃。

（四）科学合理储存

1. 科学储存不同的食物

储放食物，需远离有毒有害物品，如农药、杀虫剂、杀鼠剂、消毒剂和亚硝酸盐等，防止食物被污染及误食。粮食、干果类储藏时要注意低温、避光、通风和干燥。动物性食物蛋白含量高，营养丰富，容易发生腐败变质，应注意及时低温储藏。新鲜蔬菜若存放在温度较高且潮湿的地方易产生亚硝酸盐，腐烂后的蔬菜亚硝酸盐含量更高，因此也应将其置于低温环境并尽快食用。但需注意，有些蔬果不适合冷藏，如热带水果（香蕉、荔枝、火龙果等）在冰箱冷藏，会有冻伤的表现，如变黑、变软、味道变差；黄瓜在冰箱放置3天以上表皮会有水浸状表现，失去原有风味；面包等一些焙烤食物在冰箱久置会逐渐变干变硬，影响食物的口感和风味。因此，上述食物尽量现买现吃。

烹煮后的熟食应尽快食用，如需存放2小时以上，尤其是在气温较高的夏、秋季节，应将存放温度控制在 60℃以上或 5℃以下，以防止致病菌的大量繁殖。剩饭剩菜在冰箱中存放后应尽快吃完，重复加热不能超过 1 次。

2. 合理使用冰箱

在冰箱中存放食物，应注意生熟分开；直接可食用的熟肉、火腿、肠、凉菜等与加工半成品和生食物应经保鲜或者保鲜盒分别独立包装后，严格分开摆放，熟食在上，生食在下。使用各种尺寸的保鲜盒不仅能防止串味儿，还有助于快速找到食物。用方形保鲜盒更节省空间。

因冷空气需要足够的循环空间来保证制冷效果，故冰箱不应塞太满；定期检查冰箱，发现食物有变质腐败迹象或已过保质期要马上清除；定期清洗冰箱，擦洗冰箱内壁及各个角落，保证环境清洁。

3. 冷冻食品也应注意饮食卫生

冷冻条件下大多数微生物处于休眠状态，因此食品冷冻能保存较长时间。但有些微生物在低温环境下依然可以存活繁殖，建议在家储存冷冻食品时，应关注储存食品的生产日期、保质期，保证食品在保质期内尽快食用。在超市或市场选购冷冻冰鲜食品时，可佩戴一次性塑料袋或一次性手套挑选，避免冷冻食品与手直接接触；如果网购境外冷冻食品，需关注海关食品检疫信息，收货时给外包装消毒后再食用或保存。冰箱储存肉类的适宜时间见表 7-2。

表 7-2　冰箱储存肉类的适宜时间

食物种类	适宜时间	
	冷藏（4℃）	冷冻（-18℃）
新鲜猪肉	3～5 天	4～12 个月
新鲜牛肉	3～5 天	4～12 个月
新鲜羊肉	3～5 天	4～12 个月
肉馅（猪、牛、羊、鸡肉）	1～2 天	3～4 个月
香肠（已打开包装）	1 周	1～2 个月
培根（已打开包装）	1 周	1 个月
新鲜鸡肉	1～2 天	12 个月
新鲜鱼肉（多油脂）	1～2 天	不超过 4 个月
新鲜鱼肉（少油脂）	1～2 天	6～8 个月
新鲜贝类、鱿鱼	1～2 天	3～6 个月
熟肉	3～4 天	2～6 个月

三、食物的烹调

(一) 烹饪方法对营养素的影响

我国烹饪方法种类繁多，不同的烹饪方法可使原料中的营养素种类和数量发生不同的变化，使烹饪后的菜肴与原料的营养价值产生一定的差异。下面介绍我国婴幼儿食物常用的烹饪方法及特点。

1. 蒸

蒸是以水蒸气为传热介质，将食材与水蒸气置于一个基本密闭的环境中，使食材在饱和热蒸气下成熟的一种烹饪方法。由于食材不和开水直接接触，所以可溶性物质的损失较少。而蒸菜原料内外的汁液不像其他加热方式那样大量挥发，鲜味物质保留在菜肴中，香气不流失；不需要翻动即可加热成菜，菜肴的形状保留完整；加热过程中水分充足，湿度达到饱和，成熟后的原料质地细嫩，口感软滑。蒸是较适合婴幼儿的一种烹饪方法。

2. 涮与汆

涮与汆以水为传热介质，操作时先将食材处理成体积较小的形状，如前者加工为薄片，后者加工为片、丝、条或制成丸子，然后放入大火烧开的汤或水中，使食材在单位时间里获得较多的热量快速成熟后取出。由于食材在沸水中停留的时间很短，其可溶性营养物质损失较少，且可预防食材变老，保持口感鲜嫩。涮也是婴幼儿食物较理想的烹饪方法。

3. 炖、焖、煨

炖、焖、煨同样以水为传热介质，但原料体积较大，一般用于处理动物性食物。操作时先将食材洗净焯水后放入水中，旺火烧开后转小火或文火，烹制时间较长。烹饪过程中大量可溶性物质溶解于汤中，使汤汁鲜美。此外，因温度较低，原料中蛋白质的变性温和，易于消化；不溶性的胶原蛋白在与热水的长时间接触中转变成了可溶性的白明胶；淀粉在持续低温加热的条件下可产生糊化作用，易吸收；但因烹饪时间长，食材中的维生素 C、维生素 B_1 等易受到破坏而损失。

4. 煮与烧

煮与烧均采用足量的汤水作为传热介质，原料可经过或不经过初步熟处理，放入汤水中，先用大火烧开，再用小火煮熟。食材经煮或烧后，汤液中会溶出较多的水溶性物质，碳水化合物及蛋白质在加热过程中部分水解，更易于吸收，而脂肪则无显著变化，但煮沸时间的长短及煮沸前原料的处理方法对营养素的损失也有一定影响。

5. 炒、爆、熘

炒、爆、熘均以油为传热介质，除植物性原料外，一般可先进行挂糊或上浆处理，然后用旺火热油，使菜肴速成，保持菜肴滑嫩香脆的特点。由于操作迅速，加热时间短，食材中的水分及其他营养素不易流失。有的菜肴在制作时用淀粉勾芡，使汤汁浓稠，菜肴颜色鲜亮，而淀粉中的谷胱甘肽可保护维生素 C 不被破坏。炒、爆、熘等烹饪方法还可以提高脂溶性维生素的吸收率。

（二）减少烹饪过程中营养素破坏与损失的措施

1. 合理清洗

各类食材在烹饪前需经过清洗，除去表面的灰尘、杂质、微生物以及农药残留等，保证食品卫生。清洗食材时应根据不同食材的特点选择合理的清洗方式。大米淘洗时，各种营养素均有不同程度的损失，如矿物质会损失 40% ～ 70%，维生素 B_1 会损失 20% ～ 60%，维生素 B_2 和烟酸会损失 20% ～ 25%，蛋白质会损失 10%，脂肪会损失 4%，碳水化合物会损失 2% 等。因此对于未被霉菌污染或没有农药残留的粮食，应尽量减少淘洗次数，不用流水冲洗或用热水淘洗，不宜用力搓洗，建议用冷水淘洗 1 ～ 2 次即可。各种副食原料（如蔬菜等）做到先洗后切，勿置于水中浸泡，清洗次数不宜过多，尽量减少原料中水溶性营养素的流失。

2. 科学切配

各种食物原料应先清洗后再切配。婴幼儿的食物应处理成泥（如肉泥、肝泥、鱼泥、虾泥等）或切成片、丁、丝、条、小块，便于婴幼儿咀嚼、吞咽和消化。但经以上处理后的食材不宜再用水冲洗或置于水中浸泡，也不宜放置较长时间或切后加盐弃汁，应现切现烹，现做现吃，以减少水溶性营养素的流失。

3. 焯水

焯水是指将初步加工的原料放在开水锅中加热至半熟或全熟，取出以备进一步烹饪或调味。焯水应用范围较广，可以使蔬菜颜色更鲜艳，质地更脆嫩，减轻涩、苦、辣味，还可以杀菌消毒。如菠菜焯水可以去除大部分草酸；芹菜、油菜通过焯水可以变得更加艳绿；苦瓜、萝卜等焯水后可减轻苦味；扁豆中含有的血球凝集素，通过焯水可以解除；焯水还可以使肉类原料去除血污及腥膻等异味。有些原料焯水后容易去皮，有些原料焯水后便于进一步加工切制，焯水还可以调整几种不同原料的成熟时间。

为避免焯水时损失过多的营养素，叶菜类应先焯水再切配，焯水时要水宽火旺，应略滚即捞出，然后立即投凉控干以免因余热而使之变黄。

4. 上浆、挂糊和勾芡

上浆、挂糊是将经过刀工处理的食材表面裹上一层黏性的粉糊（蛋清、淀粉），粉糊受热后会立即凝成一层保护层，使原料不直接和高温的油接触，油不易浸入原料内部，可以保持原料内的水分和鲜味，营养成分也会因受保护而不致流失，如此烹制出来的菜肴不仅色泽好、味道鲜嫩、营养素保存多，而且易被消化、吸收。勾芡就是在菜肴即将成熟出锅时，将提前调好的水淀粉淋入锅中，使菜肴的汤汁浓稠，增加汤汁对食品原料的附着力。勾芡后，汤汁增加了黏性和浓度，使汤菜融合，味道鲜美，也保持了菜肴香脆、滑嫩的状态，并且淀粉糊形成的保护膜可防止过多的盐和油渗入食材内部。

5. 适当加醋、适时加盐

一些维生素，如维生素 C、维生素 B_1、维生素 B_2 等在碱性条件下易被破坏，在酸性环境中稳定，烹饪时适当加醋可保护这些维生素不易受破坏。另外，醋不仅可以增鲜解腻，除腥去膻，使食材更快煮烂，保持菜的色泽，还可以增加咸味，减少食盐的摄入。

加入食盐能使汤汁渗透压升高，导致细胞内水分渗出，原料皱缩、组织发紧，食盐不易渗入食材内部，不仅影响菜肴的外观，风味也欠佳。食盐还能使原料表面蛋白质凝固，导致内层蛋白质吸水难，不易煮烂，使烹饪时间延长，影响消化吸收。因此，烹饪一些蛋白质丰富、质地较老的食材时（如老母鸡、鸭、鹅、牛肉等），不宜过早放盐。但在调制肉末、肉馅时先加入适量的盐可使肉馅在持续搅拌中黏度增加，馅料成团不散，煮熟后的菜肴质地松软鲜嫩。婴幼儿饮食以清淡为主，加盐加醋时应注意控制用量。

6. 旺火急炒

旺火急炒可使食品原料迅速成熟，缩短水分扩散和烹制的时间，减少原料中营养素的流失。如猪肉切丝，旺火急炒，其维生素 B_1 的损失率为 13%，维生素 B_2 的损失率为 21%，烟酸的损失率为 45%；而切块用文火慢炖，则维生素 B_1 的损失率为 65%，维生素 B_2 的损失率为 41%，烟酸的损失率为 75%。因此，对于蔬菜和其他体积小、切片薄、传热快的原料，在烹饪中采用旺火急炒是减少食物营养素流失尤其是维生素 C 损失的重要手段之一。烹饪对蔬菜中维生素 C 含量的影响见表 7-3。

表 7-3　烹饪对蔬菜中维生素 C 含量的影响

烹调方法	维生素 C 的损失率
炖菜	当炖菜时间为 10 分钟时，维生素 C 的损失率为 0.4%～45.2%，30 分钟时损失率显著升高，为 11.4%～66.9%
煮菜	维生素 C 的损失率为 15.3%～19%，煮熟后所保有的维生素 C 有 50% 左右在菜汤中；煮菜后挤出菜汁，其维生素 C 损失最大，达 83.3%
炒菜	青菜切成段，用油炒 5～10 分钟，维生素 C 的损失率约为 36%；一般炒菜只要大火快炒，维生素 C 的损失率可以控制在 10%～30%
菜烧好后存放	有时菜烧好后不及时吃，存放 20 分钟至 1 小时，与下锅前相比，维生素 C 的损失率达 73%～75%

注：来源于《中国居民膳食指南（2022）》。

7. 酵母发酵

酵母发酵面团，实际是形成了生物蓬松面团。在面团中引入了酵母后，酵母菌大量繁殖产生气体，并同时产生酒精、水和热。气体被面团中的面筋网络包住不能逸出，从而使面团出现蜂窝组织，膨大而松软。当面团内部达到一定温度时，在酵母菌繁殖的同时醋酸菌也大量繁殖，分泌氧化酶，产生的酸味也越浓，可使维生素 B 族的含量增加，同时分解面团中所含的植酸盐络合物，促进人体对矿物质（如钙、铁、锌）的吸收。

（三）合理烹饪婴幼儿食物的方法和措施

1. 不同阶段婴幼儿食物质地的制作方法

（1）6～8月龄：婴幼儿从6月龄开始添加辅食，这个时期添加的食物要碾碎成糊状；7～8月龄婴幼儿可以用舌头压碎一些较软的食物，这个阶段的食物可以碾碎成稍粗的糊状，保持一定的颗粒感。

（2）9～12月龄：9～12月龄的婴幼儿可以用舌头和牙龈碾碎食物，辅食质地可比前期加厚、加粗，食物可以切成碎丁状，并加工柔软。

（3）13～24月龄：13～24月龄的幼儿舌头已经可以自由活动，牙龈开始变硬，乳牙逐渐萌出，可以咬碎部分食物，因此食物可以煮软后切成稍长的小条或者小块的形状。

（4）25～36月龄：25～36月龄的幼儿可食用加工成碎块状、条状或比成人食物较细的菜品。除此之外，幼儿的饮食仍应特别注意要完全去除皮、骨、刺、核等，整颗大豆或花生、腰果等坚果类食物应先磨碎，制成泥糊浆等状态进食。

2. 适合婴幼儿的烹饪方式

对于添加辅食的婴幼儿而言，辅食烹饪最重要的是将食物煮熟、煮透，同时尽量保持食物中的营养成分和原有口味，并通过合理的加工使食物的质地与婴幼儿的进食能力相适应。辅食的烹饪方法宜多采用蒸、煮，不用煎、炸。13～24月龄的幼儿可尝试家庭食物，幼儿在满24月龄后与家人一起进餐，但仍应避免食用经过熏制、卤制和烧烤的重口味食物。

对于婴幼儿的膳食烹调，宜采用蒸、煮、炖、煨等烹调方式，尽量少用油炸、烧烤、煎等方式；以清淡口味为宜，不应过咸、油腻和辛辣，尽可能少用或不用味精、鸡精、色素、糖精等调味品。为婴幼儿烹调食物时，应控制食盐用量，少选含盐高的腌制食品或调味品（如酱油、蚝油、豆瓣酱等），可选择天然、新鲜的香料（如葱、蒜、洋葱、香草等）和新鲜蔬果汁（如番茄汁、柠檬、南瓜汁、菠菜汁等）进行调味。

四、食品的留样

（一）概念

食品留样指将直接入口的食品每餐留取一定量作为备检样品，并保留一定时间以防发生食物中毒或其他食源性疾病时进行危害因素追查分析。

（二）食品留样管理

根据我国2019年公布的《中华人民共和国食品安全法实施条例》第二十八条规定："学校、托幼机构、养老机构、建筑工地等集中用餐单位的食堂应当执行原料控制、餐具饮具清洗消毒、食品留样等制度，并依照食品安全法第四十七条的规定定期开展食堂食品安全自查。"

由我国国家市场监督管理总局发布，2018 年 10 月 1 日起开始施行的《餐饮服务食品安全操作规范》对食品留样提出了以下要求：

1. 学校（含托幼机构）食堂、养老机构食堂、医疗机构食堂、中央厨房、集体用餐配送单位、建筑工地食堂（供餐人数超过 100 人）和餐饮服务提供者（集体聚餐人数超过 100 人或为重大活动供餐），每餐次的食品成品应留样。其他餐饮服务提供者宜根据供餐对象、供餐人数、食品品种、食品安全控制能力和有关规定，进行食品成品留样。

2. 应将留样食品按照品种分别盛放于清洗消毒后的专用密闭容器内，在专用冷藏设备中冷藏存放 48 小时以上。每个品种的留样量应能满足检验检测需要，且不少于 125g。

3. 在盛放留样食品的容器上应标注留样食品名称、留样时间（月、日、时），或者标注与留样记录相对应的标识。

4. 应由专人管理留样食品、记录留样情况，记录内容包括留样食品名称、留样时间（月、日、时）、留样人员等。

（三）托育机构的食品留样管理

2012 年 5 月 9 日卫生部印发的《托儿所幼儿园卫生保健工作规范》中规定，留样食品应当按品种分别盛放于清洗消毒后的密闭专用容器内，在冷藏条件下存放 48 小时以上，每样品种不少于 100g 以满足检验需要，并做好记录。

托育机构的食品留样管理是确保食品安全的重要环节。以下是一些建议，以帮助托育机构进行食品留样管理。

1. 设立专人负责

指定专人负责食品留样工作，确保留样工作的顺利进行。

2. 建立留样制度

制订食品留样管理制度，明确留样的时间、数量、保存方式等要求，并确保所有员工都了解并遵守。

3. 专用设备存放

使用专用的食品留样盒或冰箱存放留样食品，确保留样食品与其他食品分开存放，避免交叉污染。

4. 及时记录

每次留样后，及时记录留样食品的名称、数量、时间等信息，并妥善保存。

5. 定期检查

定期对留样食品进行检查，确保其保存完好，无变质、腐坏等情况。

6. 配合检查

当有相关部门或机构进行检查时，积极配合，提供留样食品以供检查。

7. 及时处理

一旦发现留样食品存在质量问题或疑似食物中毒等情况，立即停止使用，并及时报告相关部门进行处理。

通过以上措施，托育机构可以有效地进行食品留样管理，确保食品安全，保障儿童的健康和安全。

拓展阅读 ···

婴幼儿食品的安全管理制度

一、食品安全管理人员职责

应配备专职食品安全管理人员，主要职责如下：

1. 参加食品药品监管部门组织的食品安全法律和知识培训。

2. 制定食品安全管理制度及岗位责任制度，并对执行情况进行督促检查。

3. 检查学生小饭桌经营过程的食品安全状况并记录，对检查中发现的不符合食品安全要求的行为及时处置。

4. 组织从业人员进行健康检查，杜绝患有有碍食品安全疾病和病症的人员为学生加工食品。

5. 建立食品安全管理档案。

6. 接受和配合食品药品监督管理部门对本单位的食品安全进行监督检查，并如实提供有关情况。

7. 与保证食品安全有关的其他管理工作。

二、学生小饭桌从业人员健康检查制度

1. 建立从业人员健康档案（内容包括体检表或复印件、健康合格证明或复印件）。患有痢疾、伤寒、病毒性肝炎等消化道传染病的人员，以及患有活动性肺结核、化脓性或者渗出性皮肤病等有碍食品安全疾病的人员，不得从事接触直接入口食品的工作。

2. 从业人员上岗前和每年要进行健康检查，取得健康证明后方可从事学生小饭桌食品加工工作。

3. 从业人员有发热、腹泻、皮肤伤口或感染、咽部炎症等有碍食品安全疾病的，应立即脱离直接入口食品工作岗位，待查明原因、排除有碍食品卫生的病症或治愈后，方可重新上岗。

三、餐饮服务从业人员食品安全知识培训制度

1. 应当定期开展食品安全知识学习，学习食品安全法律法规、标准和食品安全知识，并建立学习记录，明确食品安全责任。

2. 应当加强食品安全管理人员食品安全法律法规和相关食品安全管理知识的培训。每年要组织食品安全管理人员参加一次培训，掌握必要的食品安全知识及有关法律法规。

3. 从业人员上岗前要进行一次食品安全法律法规及食品安全知识培训，掌握本职工作必需的食品安全知识和要求，培训合格后方能上岗。

四、采购查验、索证索票和记录制度

1. 采购食品、食品原料和食品相关产品应指定专人负责。

2. 采购食品、食品原料和食品相关产品应符合国家有关食品安全标准和规定的有关要求，不得采购《食品安全法》第二十八条规定禁止生产经营的食品和《农产品质量安全法》第三十三条规定不得销售的农产品。

3. 采购食品、食品原料和食品相关产品时，应索取相应的证件、发票及产品合格证明，并做到货证相符。

（1）从食品生产单位、批发市场等采购的，应当查验、索取并留存供货者的相关许可证和产品合格证明等文件。

（2）从固定供货商或者供货基地采购的，应当查验、索取并留存供货商或者供货基地的资质证明、每笔供货清单等。

（3）从超市、农贸市场、个体经营商户等采购的，应当索取并留存采购清单。

（4）采购食品、食品原料和食品相关产品应遵循用多少定多少进多少的原则。采购的食品原料及成品必须色、香、味、形正常，采购肉类、水产品要注意新鲜度。

（5）采购食品原料时，应如实记录食品、食品原料和食品相关产品的名称、规格、数量、生产批号、保质期、供货者名称及联系方式、进货日期等内容，或者保留载有上述信息的进货票据。

（6）采购记录及相关资料应按产品品种、进货时间先后次序有序整理，妥善保存备查，记录、票据的保存期限不得少于 2 年。

（7）若发现采购的食品原料有明显的食品安全问题时，应及时向食品安全监管部门直接举报。

五、食品留样管理制度

1. 每餐所加工的食品必须由专人负责留样。

2. 每餐、每样食品必须按要求留足 100g，分别盛放在已消毒的餐具中。

3. 留样食品取样后，必须立即放入完好的食品罩内，以免被污染。

4. 留样食品冷却后，必须用保鲜膜密封好（或加盖），并在外面标明留样时期、品名、餐次、留样人。

5. 食品留样要立即密封，贴好标签后，必须立即存入留样冰箱内。

6. 每餐必须做好留样记录，记录好留样时期、食品名称等，以便于检查。

7. 留样食品必须保留 48 小时，时间到后方可倒掉。

六、从业人员个人卫生管理制度

1. 从业人员应养成良好的卫生习惯，严格遵守卫生操作规程。

2. 坚持科学的洗手习惯。操作前、便后以及从事与食品无关的其他活动后应洗手，先用消毒液消毒，后用流动水冲洗。

3. 从业人员加工操作食品时，不得留长指甲、涂指甲油、戴戒指。不得在食品加工

场所或销售场所内吸烟、吃东西、随地吐痰。

4. 从业人员不得面对食品打喷嚏、咳嗽及做其他影响食品卫生的行为，不得直接抓取直接入口食品或用勺直接尝味。操作用具用后不得随处乱放。

5. 从业人员要注意个人卫生及形象，养成良好的卫生习惯，穿戴整洁的工作衣帽，头发梳理整齐置于帽内。

6. 从业人员必须认真执行各项食品安全管理制度。

七、学生小饭桌食品安全监督管理制度

1. 实行登记制度。取得"学生小饭桌登记表"后，方可从事学生小饭桌经营活动，并在就餐场所显著位置悬挂或者摆放"学生小饭桌登记表"，以便学生、家长了解和监督。

2. 从业人员工作衣帽整洁，保持良好的个人卫生，操作前洗手。

3. 确定桌椅整洁后方能摆放餐饮具及食品。餐饮具摆放至学生用餐前不得超过1小时，当餐未使用的应收回清洗消毒保洁。

4. 直接入口食品用专用工具存放，专用工具定位存放防止污染。

5. 端菜时手指不接触食品，分菜工具不接触餐具。不得面对食品及餐饮用具咳嗽、打喷嚏、擤鼻子、闲谈。

6. 发现食品混有异物或其他感官异常、变质，发现饮具不洁时，应立即撤回。

7. 餐前检查卫生。就餐过程中及时清除地面、桌椅垃圾、脏物。餐后集中清扫保洁。随时保持桌、椅、台、地面、洗手池、墙壁、门窗、灯具等清洁。垃圾桶加盖，垃圾及时清运。

8. 定期除"四害"。所有外接通道及窗户、通风口设有防蝇防尘设施并完好，保持餐厅相对封闭，防止蚊蝇进入。及时清除苍蝇、蟑螂。

八、餐饮服务单位环境卫生管理制度

1. 保持内环境整洁、地面干净。

2. 卫生清扫有专人负责，保持餐厅内桌、椅、台等清洁，坚持餐后和每日打扫卫生。

3. 就餐场所保持通风换气，各种容器应每天清理、及时清洗消毒。

4. 废弃物用密闭容器存放，不得外溢且保持外观清洁卫生，防止有害昆虫的滋生。

5. 应定期进行除虫灭害工作，防止害虫滋生。经营场所视野内无苍蝇、老鼠和蟑螂等害虫。有完善的防尘、防蝇、防虫和防鼠设施。

6. 定期开展环境卫生检查，并有记录。

九、学生小饭桌应急处置预案

食物中毒事件是严重危害人民身体健康与生命安全的突发性公共卫生事件。为了能够在发生食物中毒时及时有效地采取果断措施，协助相关部门查明中毒原因，抢救患者，迅速控制中毒事件，减少人员伤亡和财产损失，特制定本预案。

（一）组织机构与职责

由单位成立食物中毒事件应急处理小组（以下称应急小组），专门负责处理发生在单位的食物中毒事件。

1. 组织机构

负责人：

食品安全管理员：

2. 工作职责

负责组织开展对食物中毒事件人员进行初步调查、了解情况，抢救中毒人员，报告当地食品安全餐饮服务环节监管部门和疾病预防控制机构，收集与保全患者食用过的所有剩余食物及当餐所用原料、辅料等，收集与保全中毒患者的呕吐物、排泄物等，封存厨房及有关原料仓库，协助卫生部门进行卫生学调查。

（二）紧急报告制度

1. 在发生食物中毒事件或可疑食物中毒事件时，在场的从业人员应当立即向应急小组报告，应急小组必须在收到该信息起一小时内以最快捷的通讯方式报告当地食品安全餐饮服务环节监管部门和疾病预防控制机构。报告内容包括发生的时间、地点、单位、中毒人数、患者主要症状、可能发生的原因和采取的应急措施等。

2. 应急小组应当掌握当地食品安全餐饮服务环节监管部门和疾病预防控制机构的疫情报告电话。

郑州市市场监督管理局电话：0371-66972970。

郑州市疾病预防控制中心电话：0371-12345。

（三）食物中毒的应急处理

出现食物中毒事件后，应当立即启动本预案。

1. 发生食物中毒时，应急小组应当立即组织人员迅速赶赴现场，对中毒人员进行初步调查、核实。

2. 对患者采取紧急处理。首先，应停止食用疑似有毒食品。其次，对患者进行临时紧急救助，拨打120前往救护或组织人员将患者送到医院进行救治。最后，要及时提取采集患者有关样本，如呕吐物、排泄物，供有关部门做检测。

3. 对可疑食品、生产加工场所迅速采取控制处理措施。首先，应立即保护现场，封存造成食物中毒或者可能导致食物中毒的食品及其原料。其次，立即停止食用有毒食品或疑似有毒食品。最后，封存被污染的食品加工设备及用具。

（四）协助食品安全餐饮服务环节监管部门和疾病预防控制机构进行卫生学调查

1. 了解调查目的和范围

首先，需要明确卫生学调查的目的和范围。这通常包括确定食品安全问题的性质、原因、影响范围以及可能的解决方案。了解这些信息有助于指导后续的调查工作。

2. 收集现场信息

（1）现场勘查：协助监管部门对餐饮服务场所进行现场勘查，记录环境卫生状况、食品加工流程、设备设施使用情况等。

（2）样品采集：根据调查需要，协助采集食品样品、环境样品（如空气、水、表面等）以及从业人员生物样品（如血液、粪便等）。采集过程中应确保样品的代表性和完整性，并遵循相关操作规程。

3. 配合流行病学调查

（1）病例调查：协助疾病预防控制机构对中毒或疑似中毒病例进行调查，了解患者的症状、饮食史、接触史等信息。

（2）数据整理与分析：对收集到的流行病学数据进行整理和分析，识别共同暴露因素，初步判断可能的污染来源和传播途径。

4. 实验室检测

将采集的样品送至具有相应资质的实验室进行检测，以确认是否存在有害微生物、化学物质或其他污染物。实验室检测结果将为后续的调查和处理提供重要依据。

5. 撰写调查报告

根据现场勘查、流行病学调查和实验室检测的结果，协助监管部门和疾病预防控制机构撰写调查报告。报告应包括调查过程、发现的问题、原因分析、结论以及建议采取的措施等内容。

6. 落实整改措施

针对调查中发现的问题，协助监管部门督促餐饮服务单位落实整改措施。这包括改善环境卫生条件、加强食品安全管理、提高从业人员卫生意识等。同时，还应关注整改措施的实施效果，确保问题得到有效解决。

7. 加强沟通与协作

在整个调查过程中，保持与监管部门和疾病预防控制机构的密切沟通与协作至关重要。这有助于及时共享信息，协调资源，共同应对食品安全问题。

8. 遵守法律法规

在协助调查过程中，应严格遵守相关法律法规和操作规程，确保调查工作的合法性、规范性和科学性。

实训三　婴幼儿家庭膳食指导

案例导入

上托班的小红已经14个月了，在托育所玩得很开心，能够按时吃饭、按时睡觉，和小朋友相处都非常愉快。但是有一个问题，每周一上午到校后，小红无精打采，午饭无法自己进食，需要保育员引导帮助。托育所的所长与小红的妈妈交流后了解到，小红周末到爷爷奶奶家，爷爷奶奶好吃好喝招待着，往往吃多了、喝多了、玩累了就睡，晚上很晚不睡觉，连续几周都是这样。小红的妈妈对此很苦恼，向所长请求支援，所长决定带领实习生李文周末一起去家访。

　　针对案例中的情形，如果你是李文，你会提前做好哪些准备工作？面对小红的爷爷奶奶，你会问哪些问题？对小红爷爷奶奶家的就餐环境如何考察？如何为小红的爷爷奶奶、爸爸妈妈提出小红就餐管理的合理化建议？

　　家庭成员的健康素养、喂养知识水平与能力直接影响着对婴幼儿的养育与教育水平。有些时候，婴幼儿的不良习惯是由家长造成的。作为婴幼儿的家长应该树立终身学习的理念，主动学习婴幼儿营养与喂养科学知识和技能，自觉接受营养健康教育，不断提高自身健康素养和婴幼儿照护水平。

　　13～15个月大的幼儿已经可以自己吃烂饭、面条了，但这个阶段的幼儿还不具备自我控制的能力，喜欢吃的食物吃个不停，因而容易积食，轻者仅感到胃部不适、胃口减退、睡眠不安，严重者当时就会发生呕吐。

　　因此，这个时期幼儿的膳食需要托育机构保育员和家庭成员一起管理，形成合力才能有利于幼儿养成规律作息、按时进餐、自主进餐的好习惯，为幼儿的健康成长助力。

一、家访前的准备工作

1. 制订家访计划

与家长一起商定家访时间、地点、家访内容、家访的流程，尤其是对需要家访的对象事先要进行充分了解，届时才能有针对性地进行家庭教育指导。

2. 认真备课

事先预设家访的流程，模拟交谈的内容，针对可能发现的问题与团队人员充分研讨，达成共识。

二、家访工作中

1. 讲究礼节礼貌

提前5分钟到达到访家庭门前，不要迟到。着装得体，落落大方，举止文雅，举手投足使家长感受到良好的素养。

2 讲究沟通技巧和语言艺术

在进行家访时，要注意围绕主题进行沟通，适时引导话题，让受访者倍感亲切，能够接受指导。

3. 把握好时间

家访时长要有限制，时间太短还没有展开话题，时间太长容易偏离主题，把家访时间控制在60分钟以内为宜。

4. 建立契约

一是和幼儿约定遵守作息时间和饮食规律，做到在家和在园一个样；二是和幼儿家长、祖父母约定共同培养幼儿良好饮食习惯和作息习惯，真正实现家园共育。

5. 做好过程记录

留存照片、谈话记录，填写家庭指导记录交给家长，约定下次家访的时间。

三、家访结束后

整理家访记录、资料等存档，填写家访事项记录单，记录下次家访时间备查。

第二节　特殊体质儿童的膳食管理

一、特殊体质儿童

（一）特殊体质

特殊体质是指异于正常人的健康体质且表现为生理功能缺失的人，包括患有先天性疾病、肢体残疾、处于生病康复期、心理不健全、身体过于肥胖或瘦弱等身体素质较差的人群。

1. 食物过敏

食物过敏又称食物变态反应，是指食物进入人体后，机体对之产生异常免疫反应，导致机体生理功能的紊乱或组织损伤，进而引发一系列临床症状。根据食物过敏的发病机制，其主要分为免疫球蛋白 E（Immunoglobulin E，IgE）介导型和非 IgE 介导型。由于婴幼儿消化道的屏障功能较弱，且免疫系统发育尚未成熟，因此婴幼儿的食物过敏患病率比成人高，但会随年龄的增长而逐渐下降，尤其是婴幼儿 18 个月后可以表现出明显下降。

目前，由于对食物的不良反应不一定都是"过敏"认识的缺乏，或仅仅是错误的自我判断等导致汇报的和真正的过敏患病并不一致，因此，通过医生的诊断以避免不必要的饮食回避非常重要。食物过敏可发生严重的不良反应，甚至危及生命，这就更加需要仔细地诊断评估以及进行正确的致敏原回避教育和对症治疗。常见食物不良反应及表现见图 7-1。

不耐受：	毒物：	食物过敏：	神经源性：
1. 乳糖不耐受（乳糖酶缺乏）	1. 细菌性食物中毒（金黄色葡萄球菌、肉毒杆菌等）	1. IgE 介导	1. 耳颞综合征（皮肤潮红、流涎）
2. 咖啡因（神经衰弱）	2. 鲭鱼中毒（腐败的鱼肉产生组胺，类似过敏）	2. 非 IgE 介导	2. 味觉反射引起的鼻炎（进食辛辣食物后引发水样涕）
3. 久置奶酪中的酪胺（偏头痛）		3. IgE 介导和非 IgE 共同介导（嗜酸粒细胞性胃肠疾病、特应性皮炎）	

图 7-1　常见食物不良反应及表现

（1）主要食物过敏原：食物过敏原是指食物中能够引起机体免疫系统异常反应的成分。研究显示170多种食物可致过敏，其中超过90%的食物过敏是牛奶、鸡蛋、大豆、小麦、鱼、虾、花生和坚果8种食物所致，为主要食物过敏原。

（2）食物过敏原分类：根据过敏的临床表现、抗原的理化特性，食物过敏原可分为Ⅰ类与Ⅱ类食物过敏原。各类食物过敏原的食物来源、分子量、理化特性、致敏途径见表7-4。

表 7-4 食物过敏抗原分类

分类	食物	分子量	理化特性	致敏途径
Ⅰ类食物过敏原	动物性蛋白质：鸡蛋、牛奶、鱼虾	10～70kD	水溶性糖蛋白，耐热，不易被消化道酶分解	消化道
Ⅱ类食物过敏原	植物性蛋白质：如谷类与花粉蛋白质有高度同源性，易发生过敏交叉反应	12～15kD	对热稳定，难以分离，易被消化	呼吸道

2. 乳糖不耐受

乳糖不耐受又称乳糖酶缺乏或肠乳糖酶缺乏，是指肠道乳糖酶相对或绝对缺乏，对饮食中的乳糖分解吸收不良所出现的以腹泻为主的消化道症状，可伴随有腹胀、腹痛等症状，严重者可能引起营养缺乏、生长发育迟缓等。肠道因缺乏乳糖酶不能分解食物中的乳糖为葡萄糖和半乳糖而产生临床症状，其症状与乳糖酶缺乏程度、摄入乳糖量有关。

（1）乳糖和乳糖酶的关系：乳糖是以单体分子形式存在于乳制品中的唯一双糖，在母乳和普通奶粉或牛奶中都有。乳糖酶由小肠上皮细胞刷状缘分泌，可以分解乳糖。乳糖在肠道乳糖酶的作用下水解为葡萄糖和半乳糖，随后半乳糖转化为葡萄糖，用作能量来源。乳糖入肠以后，消化吸收的任何一个环节出现问题，都可能出现乳糖浓度过高，使肠腔内渗透压升高，导致渗透性腹泻。如果有足够多未完全消化的乳糖进入结肠，在肠道菌群的作用下被分解为乳酸等有机酸，并产生气体，还可能使患儿出现腹胀、腹痛等不适症状。

（2）乳糖不耐受的分类：根据病因学的不同，乳糖不耐受可以分为4种：①发育性乳糖酶缺乏：多见于早产儿，尤其是34周以下的早产儿，因为乳糖酶在胎儿期8周龄时开始发育，到34周以后趋于成熟。②先天性乳糖酶缺乏：这种类型很少见，属于常染色体隐性遗传病。出生后会出现明显的腹泻症状，甚至出现脱水、电解质紊乱等并发症。③原发性乳糖酶缺乏：是最常见的类型，主要受13910C/T基因变异调控引起乳糖酶活性降低或者乳糖酶不持久。有种族特异性，亚洲人尤为高发。④继发性乳糖酶缺乏：感染性腹泻、炎症性肠病等肠道疾病伴随小肠黏膜上皮受损，乳糖酶丢失，导致乳糖酶相对缺乏，婴幼儿期尤为常见。一般随着疾病的恢复，乳糖酶的活性和数量情况可以逐渐好转。

3. 疾病恢复期

婴幼儿在疾病恢复初期，因疾病的影响而出现身体虚弱、脾胃受损，再加上父母的过度关心，容易出现盲目进补和过度饮食的情况，导致婴幼儿的营养情况不但没有好转，反而恶化。

（二）特殊体质儿童膳食管理注意要点

1. 了解儿童体质

首先需要了解儿童的体质情况，包括是否有过敏史、消化系统问题、生长发育迟缓等情况，这有助于制订针对性的膳食管理计划。

2. 制订个性化食谱

根据儿童的体质特点，制订个性化的食谱，确保食物的种类、数量和烹饪方式符合儿童的营养需求和消化能力。

3. 避免过敏食物

对于有过敏史的儿童，需要避免食用过敏食物，同时可以寻求专业医生的建议，进行食物过敏原检测，以更准确地了解儿童的过敏情况。

4. 注重食物搭配

在膳食管理中，需要注重食物的搭配，避免食物之间的冲突或影响。例如，某些食物可能影响儿童的消化吸收，需要避免同时食用。

5. 保持适量运动

适量的运动有助于儿童的身体健康和生长发育，因此在膳食管理的同时，也需要鼓励儿童进行适量的运动。

6. 定期评估和调整

定期对儿童的膳食管理进行评估和调整，根据儿童的生长发育情况和营养需求，及时调整食谱和烹饪方式。

二、制订科学特殊膳食

（一）食物过敏婴幼儿的识别和膳食管理

1. 主要表现

食物过敏的症状因免疫机制及其作用的靶器官不同而表现多样。食物过敏可以表现为突发性的急性症状，如荨麻疹、呼吸道的损害；或慢性症状，如特应性皮炎的恶化；或表现为可提示为食物过敏的慢性疾病。各类食物过敏的临床表现见表 7-5。

表 7-5　食物过敏的临床表现

类型	发作时间	主要表现
IgE 介导	进食后数分钟内，很少超过一小时	皮肤：荨麻疹、血管性水肿、瘙痒、面部潮红 消化系统：腹泻、腹胀、恶心、呕吐、口周过敏综合征、胃肠病 呼吸系统：呼吸困难、喉头水肿、哮喘、鼻炎、结膜炎

续表

类型	发作时间	主要表现
IgE 和 非 IgE 混合介导	一天内发生	皮肤：特应性皮炎 消化系统：嗜酸性粒细胞性胃肠道疾病 呼吸系统：哮喘
非 IgE 介导	数天或数小时后发生	皮肤：疱疹样皮炎 消化系统：腹泻、吸收不良、直肠炎、腹腔疾病 呼吸系统：海纳氏症候群

2. 鉴别诊断

临床上对食物过敏的评估需要仔细询问病史和体格检查，而对于托育机构的工作人员来讲，更多的是通过和婴幼儿监护人的交流以及日常对于婴幼儿的体格检查（目测）。尤其对于慢性疾病，如特应性皮炎和嗜酸性粒细胞性胃肠炎。由于摄入食物多种多样、症状出现较慢且时好时坏，因此较难辨别可疑食物。

如婴幼儿出现可疑症状，可建议其监护人带婴幼儿进行食物特异性 IgE 抗体的检测，以排除感染性疾病、外科急腹症等。常用检查方法包括皮肤点刺试验（用针尖将食物蛋白刺入皮肤表皮层）和血清检查。皮肤点刺试验主要用于未使用抗组胺药且无皮疹的皮肤，点刺试验易操作，结果快，且花费少，故在临床上较为常用。

3. 膳食管理

（1）完全回避致敏食物：对于食物过敏婴幼儿的最佳治疗方法是禁食致敏食物。食物变应原应严格避免，不仅应禁食该种食物，亦应禁食含该食物成分的一切食品。如对牛奶过敏者不仅应禁食牛奶，亦应禁食一切奶制品及含奶的糖果糕点。目前，食物口服脱敏疗法的疗效尚不确定，且缺乏安全性，暂不建议应用。

饮食回避治疗过程中应由婴幼儿保健医师、营养师共同监测婴幼儿的体格生长及营养状况，酌情调整替代饮食方案，根据婴幼儿免疫系统逐渐完善和食物过敏改善的情况，有计划地逐步引入过敏食物。食物过敏婴幼儿的健康管理是一个长期的过程，注重家长教育，做好医患配合，是进行这项工作的重要保证。

（2）饮食替代：母乳喂养的婴幼儿，多因母亲摄入牛奶制品致牛奶蛋白过敏。建议母亲回避牛奶制品，若症状缓解，可继续母乳喂养，但哺乳母亲需补钙。若母亲回避牛奶制品不能缓解婴幼儿中、重度过敏症状，则应采用低敏配方奶粉喂养。

用配方奶粉喂养的婴幼儿，可选用低敏配方奶粉喂养（氨基酸配方奶粉或深度水解蛋白配方奶粉），喂养 6 个月以上或月龄达 9 月龄后再次评估。氨基酸配方奶粉不含牛奶蛋白，是牛奶过敏婴幼儿理想的食物替代品。深度水解蛋白配方奶粉是采用工业方法将牛奶蛋白处理成短肽或部分氨基酸，但仍残留有少许变应原，约 10% 的婴幼儿不能耐受。深度水解蛋白配方奶粉口感较氨基酸配方奶粉好、价格略低，家长依从性较好，故建议首选深度水解蛋白配方奶粉，其次为氨基酸配方奶粉。过敏症状严重但非 IgE 介导食物过敏者建议首选氨基酸配方奶粉（要素饮食）。

（3）营养教育：给6月龄婴幼儿添加辅食时，可以先从不易过敏的食物开始，但未证实过敏的高敏食物也应遵循辅食添加的顺序进行；6～8月龄时不随意更换奶，以辅食添加为先。添加辅食过早（4个月以下）或过晚（8个月以上）均可增加过敏风险。消化道食物过敏并非持续终身，早期建立口服免疫耐受极其重要。

4. 积极预防

早期对食物过敏的预防主要集中在婴幼儿期回避过敏性食物。过敏症状是否持续与食物的种类密切相关，如对花生、坚果、海产品过敏往往持续终身，而对鸡蛋、牛奶、大豆过敏者有相当比例的患者（特别是婴幼儿）在2～3年后症状消失。另外，有些致敏食物虽未摄入，但是其气味或者其他物质会通过呼吸道或者皮肤出现过敏症状，从而导致口服耐受不能建立。如果父母一方或双方存在特应性疾病病史，则婴幼儿从出生至6个月应鼓励母乳喂养，婴幼儿及哺乳母亲均应避免食用强变应原性食物，如牛奶、鸡蛋等，并建议推迟添加辅食，以减少或延缓食物过敏的发生。各类食物过敏自然进程见表7-6。

表 7-6　食物过敏自然进程

过敏食物	症状出现年龄	耐受年龄
牛奶	6～24月龄	5岁（76%缓解）
花生	6～24月龄	持续（20%在5岁缓解）
坚果	1～2岁、成人	持续（20%在7岁缓解）
鱼	年长儿、成人	持续
小麦	6～24月龄	5岁（80%缓解）
鸡蛋清	6～24月龄	2岁（67%缓解）

更重要的是，家长应学习营养知识，学习阅读食品标签，减少婴幼儿接触致敏食物的机会。在治疗过程中，医生、营养师与家长共同监测婴幼儿的体格发育及营养状况，及时调整婴幼儿的饮食治疗方案，避免发生营养不良。随着婴幼儿年龄的增长，食物过敏有消退趋势，但有过敏性休克家族史或严重食物过敏症状的婴幼儿的饮食回避时间应延长。曾发生过严重过敏的婴幼儿宜随身备有救助卡片，便于紧急情况的及时处理。

（二）乳糖不耐受婴幼儿的识别和膳食管理

1. 主要表现

（1）典型症状：①腹胀：症状轻重受多种因素影响，因人而异。②腹泻：婴幼儿可表现为蛋花汤样便，粪便中可见泡沫、奶块等，酸臭味明显。③肠鸣音亢进：肠鸣音是由胃肠运动导致胃内容物移动而产生的，乳糖不耐受的患儿肠蠕动增强，会有肠鸣音亢进的表现。④腹痛：多为中上腹疼痛，但部位不固定；可以是烧灼样的腹痛，也可以是酸痛或钝痛；疼痛程度一般可以忍受，剧烈疼痛比较少见。⑤恶心、呕吐：小肠内未被吸收的乳糖，经过结肠细菌发酵产生了氢气、甲烷和二氧化碳等，会导致患者出现恶心、呕吐等症状。

（2）伴随症状：对于年龄小的患儿，由于尚未学会言语流利、逻辑清晰地进行对话交流，所以常常会伴有不同程度的哭闹、不安等表现。

（3）并发症：①脱水：急性、严重的腹泻可能导致患儿脱水，重度脱水可导致休克，甚至危及生命。②慢性腹泻：反复腹泻会加重乳糖酶缺乏，易演变成迁延性或慢性腹泻，形成恶性循环，互相影响。③发育迟缓：营养物质吸收不良会影响患儿的正常成长，导致发育迟缓，佝偻病、贫血等的患病率也会随之增加。

2. 鉴别诊断

（1）乳糖氢呼气试验：患儿在医生的指导下口服乳糖，医生会测定患儿基线（刚刚口服完乳糖）及此后每 30 分钟的呼气中氢气的浓度，该结果可间接反映乳糖的消化情况。与基线相比，若 3 小时内氢气浓度升高水平 > 20ppm，可做诊断。本方法简便无创，敏感性和准确率高，但需试验前一晚禁食膳食纤维，以免影响结果。

（2）乳糖耐量试验：该方法是诊断肠道乳糖酶缺乏的一种实验室检查方法。患儿在医生的指导下口服乳糖，并测定口服乳糖后 0 小时、1 小时、2 小时手指末梢血糖水平；若 2 小时后血糖升高水平 < 200mg/L（1.1mmol/L），可辅助诊断。本方法为有创操作，且假阳性率高，特异性差，临床已经逐渐被乳糖氢气呼气试验取代。

（3）小肠绒毛组织活检：通过小肠组织学检查，有助于区分原发性和继发性乳糖酶缺乏症。该检查是临床诊断乳糖酶缺乏症的金标准。医生在肠镜下检查肠壁的情况，并选择合适的位置钳取小块肠组织，送至病理科分析，以明确小肠绒毛上皮细胞是否存在乳糖酶分泌不足的情况。但由于该检测需要进行消化道内窥镜操作和有创伤，因此临床上很少进行这项检测。

（4）粪便还原糖检测：通过检测大便中的还原糖，同时结合大便的 pH 值综合判断。有的婴幼儿虽然大便乳糖呈阴性，但是 pH 值低，结合病史仍需考虑乳糖不耐受。这个方法的优点是方便，缺点是容易受到葡萄糖、半乳糖、果糖等糖类的影响，准确率不高。

（5）检测尿半乳糖：乳糖经乳糖酶作用水解生成葡萄糖和半乳糖，半乳糖吸收入血后经尿液排出。通过检测尿液的半乳糖含量可间接判断体内的乳糖含量。该方法的优点是方便，缺点是假阳性率高，受影响因素多，容易误诊。

（6）依赖临床症状诊断：如果患儿在摄入含乳糖的膳食后数小时内出现腹痛、腹胀、胀气、恶心或腹泻，并在低乳糖或无乳糖奶粉或添加乳糖酶后 5 ～ 7 天后消退，则应考虑乳糖不耐受。许多有经验的儿科医生经常采用这个方法给婴幼儿诊断，非常经济实惠。

3. 膳食管理

（1）药物治疗：①补充乳糖酶：乳糖不耐受的根本原因是乳糖酶缺乏或活性不足，因此补充乳糖酶是最佳治疗策略。乳糖酶制剂可克服无乳糖饮食的缺点，使患儿在保持原有饮食结构的同时继续从母乳中获得有益成分。但乳糖酶成本高、价格昂贵，限制了其发展。目前市场上有克鲁维酵母和黑曲霉制备的乳糖酶产品，酵母的安全性最高。母乳喂养的患儿可在喂养前添加乳糖酶，配方奶喂养的患儿需将乳糖酶与奶液混匀后喂养。②补充益生菌：国内外多项研究表明，益生菌与乳糖酶有关，有助于乳糖酶的恢复及治疗继发性乳糖酶缺乏症引起的腹泻。目前用于治疗乳糖不耐受的益生菌主要有双歧杆菌、乳酸杆菌、枯草杆菌、嗜热链球菌、酪酸梭菌、布拉酵母菌等。乳酸菌可产生乳糖酶，同时可减缓胃排空速度，延长肠转运时间；在牛奶中加入嗜热链球菌、保加利亚乳杆菌等制成发酵乳，乳糖含量明显减少；双歧杆菌、乳酸杆菌能酵解乳糖，且酵解过程中只产酸不产气，不会增加肠道渗透压，但同时又能增强肠道对短链脂肪酸的吸收，有利于减轻乳糖不耐受的症状。益生菌在临床治疗方面仍有许多问题需要解决，包括缺乏大样本、多中心的随机对照试验，更深入的分子基因水平的机制研究，单一菌制剂用药与多菌种联合用药的评价，治疗的个性化差异等。

（2）饮食治疗：①发育性乳糖酶缺乏：早产儿首选母乳喂养，早产儿一般只是部分乳糖酶缺乏，可以耐受一定程度的乳糖摄入，而且随着月龄的增加，肠道乳糖酶的数量和活性会逐步完善。而母乳更容易建立喂养耐受，具有很多优点，如营养丰富、增强免疫力、促进母婴感情、节能环保、方便快捷、有助于子宫恢复等。②先天性乳糖酶缺乏：需长期应用无乳糖奶粉喂养。③原发性乳糖酶缺乏患儿：需根据临床表现轻重判断。如果腹泻症状并没有影响到患儿的生长发育，可以不用特别干预，尤其是纯母乳喂养的患儿；如果症状严重，可以先用无乳糖奶粉喂养，待症状缓解后选择低乳糖配方奶过渡，之后可逐渐递加式摄入乳糖量以增加乳糖的耐受性。④继发性乳糖酶缺乏：根据大便情况，如果患儿腹泻周期长（超过2周）且大便次数较多，可以降低乳糖摄入（包括无乳糖奶粉、奶制品等）以利于腹泻的恢复；如果大便次数、性状在可接受范围，整体处于恢复趋势，可以给予一定观察周期等待自行好转。

（3）膳食指导：①选择饮用酸奶：牛奶经发酵变成酸奶后，乳糖被分解成乳酸，绝大多数患儿都可以耐受，因此酸奶也可作为一种替代牛奶的选择。另外，酸奶中所含的益生菌通过产生 β–半乳糖苷酶可降解乳汁中的乳糖。此外，酸奶的半固态状态也会延缓胃排空和减轻胃肠道运输负担，从而减轻乳糖不耐受的症状。②少量多次饮用牛奶：分次喝牛奶不但可以减轻乳糖不耐受的症状，同时还可刺激肠道产生更多的乳糖酶，但此方法仅适用于症状较轻的患儿。另外避免空腹饮牛奶，如选择在餐后2小时或者饮用牛奶前食用一些其他东西（如面包、饼干等）也可减轻乳糖不耐受的症状。③饮用去乳糖或低乳糖的奶制品：对于先天性乳糖酶缺乏的患儿，需长期应用去乳糖奶粉喂养，如目前市场上销售的无乳糖奶粉或水解蛋白奶粉均不含乳糖。原发性乳糖酶缺乏的患儿，其临床症状与进食乳糖的量密切相关，因此如有严重症状可先应用去乳糖奶粉喂养，待症状缓解后再选用低乳糖配方奶粉喂养，之后可逐渐增加乳糖的摄入量或少量多次以建立乳糖耐受。④食用含有乳糖酶的奶粉：此种情况的消化吸收与奶粉所含乳糖酶的量相关，乳糖酶含量多的奶粉消化吸收相对较好。⑤食用含单糖类的食物：单糖包括葡萄糖、果糖、半乳糖，葡萄糖和半乳糖吸收速度最快，其次是果糖。选择含有此类化合物的食品来代替含乳糖类的碳水化合物可以帮助人体更快地消化吸收。

常见奶制品的乳糖含量见表 7-7。

表 7-7　常见奶制品的乳糖含量

奶制品	乳糖含量（g）
全脂牛奶 / 脱脂牛奶（1 杯）	9～14
淡奶（1 杯）	24～28
炼乳（1 杯）	31～50
羊奶（1 杯）	11～12
冰激凌（1/2 杯）	2～6

（三）疾病恢复期婴幼儿的膳食管理

婴幼儿常见疾病多种多样，本部分内容选取几种常见的婴幼儿疾病，如感冒、消化不良、胀气、肺炎，针对这几种疾病的恢复期，论述如何帮助婴幼儿选择科学的膳食。

1. 感冒

（1）主要表现：感冒，又称上呼吸道感染，本病症状轻重不一，与年龄、病原体和机体抵抗力不同有关，一般年长儿症状较轻，婴幼儿症状较重。婴幼儿局部症状不显著而全身症状重，多骤然起病，高热、咳嗽、食欲差，可伴呕吐、腹泻、烦躁，甚至热性惊厥。有些患儿在发病早期可有阵发性脐周疼痛，与发热所致的阵发性肠痉挛或肠系膜淋巴结炎有关。

（2）膳食管理：婴幼儿感冒时，能不用药是最好的，可通过适当的饮食调理，借助食物的独特功效抵抗疾病。①保持清淡稀软的饮食：婴幼儿感冒时，脾胃功能常受影响而导致没有食欲，此时，婴幼儿可暂减食入量，以免引起积食。食物应该既保证充足营养，又可以增进婴幼儿食欲，父母可以给婴幼儿做些白粥、小米粥，配以易消化的蔬菜等，总之以清淡爽口为宜。婴幼儿退烧后若有食欲，可进食半流质食物，如面叶汤、馄饨、菜泥粥、清汤挂面等，但不能一次吃得太多，可少量多次，进餐频次可以控制在每日进食 6～7 次，每餐间隔 3 小时以上。②多吃蔬菜、水果：蔬菜、水果能促进食欲，帮助消化，补充人体需要的维生素和矿物质。风寒感冒的婴幼儿可多食生姜、香葱、洋葱等；风热感冒的婴幼儿宜多食油菜、苋菜、菠菜等；暑湿感冒的婴幼儿宜多食茭白、冬瓜、丝瓜、黄瓜、西瓜等。

（3）积极预防：①进行体格锻炼：要经常带婴幼儿到户外活动。对于月龄稍长的幼儿，可以从夏季开始坚持每天早上用冷水洗脸，让鼻部逐渐适应冬季的寒冷空气。②避免各种诱发上呼吸道感染的因素：根据气温增减衣物，出汗后要及时更衣，不要因为反复感冒而越穿越多；空调房间内、外的温差不要超过 5℃；保持室内空气的流通，定期开窗通风，家长不要在室内抽烟。③增强免疫力：合理喂养，必要时可在医生的指导下服用一些增强免疫力的药物。④避免交叉感染：不要到人多的公共场所，尤其是冬春季节流行性感冒流行的时候。

2. 消化不良、胀气

婴幼儿脾胃功能尚未发育完全，消化能力相对较差，自我控制能力差，很难在饮食方面实现自我节制，容易出现饮食过快、饮食不规律、饮食过量的情况。由于家长溺爱，为了让婴幼儿能够多吃饭而选择婴幼儿喜欢吃的食物，导致食物搭配不合理，并且在吃饭过程中喝太多的汤、水，吃的东西种类过多、过杂都会对婴幼儿的正常消化造成影响，所以极易因为喂养不当导致胃肠功能紊乱，进而引发消化不良、胀气等情况。

（1）主要表现：①腹泻：常见腹泻类型分为单纯性和中毒性消化不良。单纯性消化不良每天的腹泻次数低于 10 次，腹部胀气，可伴有呕吐和发热症状，大便呈黄色或带绿色，水分不多，食欲欠佳但是精神状态良好；中毒性消化不良的腹泻症状较严重，多为突然发病，每排便次数超过 10 次，呕吐频繁，体温过高，存在严重脱水，大便呈蛋花汤或水状，甚至可导致婴幼儿抽搐、失去意识，治疗不及时可造成死亡。②大便恶臭：大便中伴有食物残渣，伴有恶臭，每天排便次数可达到 3 ～ 4 次。③拒食：食欲较差，不愿意吃饭或者吃饭不香甜。④夜卧不宁：夜晚睡觉时身体不停翻动，手心热，出现掀衣服、踢被子以及磨牙等情况。⑤面颊潮红，眼下部发青：出现消化不良后，皮肤会较为粗糙，晚上容易出现面颊潮红；还可观察眼下部位置，若出现眼袋大、眼下部发青的情况，也属于消化不良的表现。

（2）膳食管理：对于消化不良、胀气患儿来说，父母可以在饮食方面注意：①宜饮之水：山楂、陈皮、干薄荷叶（各自或混合均可）泡水饮用，三者皆可舒缓胀气。果醋、紫苏梅汁，其富含的有机酸能加速新陈代谢，帮助消化，减少胀气。酸奶、优酪乳中的益生菌能促进肠道蠕动，帮助消化，减少胀气。鲜奶与可乐等碳酸饮料则不建议饮用。②宜食之物：粗纤维食物（不包括花椰菜、菠菜、芥菜等水溶性纤维含量高的粗纤维食物）和木瓜、菠萝等水果能分解蛋白质，有助于消化。而对主食中容易产气的食物，如地瓜、土豆、玉米、糯米、全麦面包等都要少吃；豆类外壳容易造成胀气，也要少吃，可将红豆、绿豆、黑豆等泡水久一点，然后再煮至软烂，以减少胀气。

（3）积极预防：针对婴幼儿消化不良，应当重视保证合理饮食，让婴幼儿保持良好的食欲，养成良好的饮食习惯，严禁暴饮暴食，为婴幼儿提供安静的进食环境，不要强迫婴幼儿进食。尤其不要给 1 岁以下的婴幼儿喝果汁，容易导致腹泻、腹胀以及胃胀气。

在日常生活中注意做好婴幼儿的腹部保暖工作，夜晚睡觉期间注意为婴幼儿盖好被子，不要使胃肠道遭受寒冷刺激；注意保证食物的卫生，养成婴幼儿良好的卫生习惯，饭前便后要洗手，进食的瓜果蔬菜也要清洗干净。保证早餐营养丰富，搭配得当，不将鸡蛋作为婴幼儿的主食，也不要认为鸡蛋吃得越多越好，婴幼儿的消化功能较弱，过多食用鸡蛋会增加肠胃负担和肾脏负担，建议 1 岁以下的婴幼儿只吃蛋黄，年龄稍大的幼儿可食用全蛋，并且每天不能超过 1 个。

3. 肺炎

（1）主要表现：发病前常有上呼吸道感染，体温可达 38 ～ 40℃，大多数为弛张热或不规则发热，新生儿、重度营养不良患儿可不发热或体温不升；咳嗽较频繁，早期为刺激性干咳，之后有痰，新生儿、早产儿则表现为口腔有泡沫样分泌物；气促多发生于发热咳嗽之后，呼吸加快，可达 40 ～ 80 次 / 分，并有鼻翼煽动，重者呈点头状呼吸、三凹征明显、唇周发绀。不同年龄段婴幼儿所患肺炎情况见表 7–8。

表 7–8　不同年龄阶段婴幼儿所患肺炎情况

年龄组	病原体	临床特点
出生后至 20 天	B 族链球菌	肺炎是早期脓毒症的一部分，病情通常很严重，病变涉及双肺并呈弥漫性感染灶
	革兰氏阴性肠道菌	通常为院内感染，经常在出生后 1 周才发现
	巨细胞病毒	肺炎为全身巨细胞病毒感染的一部分，通常存在其他先天性感染体征
3 周至 3 个月	沙眼衣原体	由母亲的生殖器感染所引起，导致不发热，进行性的亚急性间质性肺炎
	呼吸道合胞病毒	喘鸣，大量的流涕，在隆冬或早春发病
	副流感病毒 3 型	主要影响稍大一些的婴幼儿，在冬季并不流行
	百日咳博德特氏菌属	主要引起支气管炎
4 个月至 4 岁	肺炎链球菌	常引起肺叶性或节段性肺炎
	肺炎支原体	主要为较大年龄幼儿感染

（2）膳食管理：婴幼儿患了肺炎，消化功能多低下。若饮食不当，更影响消化功能，必要的营养得不到及时补充，以致抗病力降低。因此，肺炎患儿的饮食需要特别注意，尤其是尽量不吃或少吃以下几类食物：①高蛋白食物：由于消化分解 1g 蛋白质会消耗 18mL 水分，同时蛋白质代谢的最终产物是尿素，而每排出 300mg 尿素至少要带走 20mL 水分，因此对于高热失水的婴幼儿来说，应忌食高蛋白食物，在疾病后期可适当补充，以增强体质。②油腻厚味食物：患肺炎的婴幼儿其消化功能势必会受到影响，若此时再摄入油腻厚味的食物，会更影响消化功能，从而使必要的营养得不到及时补充，以致抗病力更低。因此，肺炎患儿不宜吃鱼肝油、松花蛋黄、蟹黄、鱼子以及动物内脏等厚味食物，若喝牛奶应将上层油膜除去。③生冷食物：如西瓜、冰激凌、香蕉、梨等生冷食物容易诱发患儿腹泻症状，故应忌食。

（3）积极预防：①婴幼儿的肺炎多由感冒引起，所以预防婴幼儿肺炎就要预防感冒，不要让婴幼儿到各种人流聚集的公众场所，特别是不要轻易去医院，因为医院内空气中细菌及病毒的浓度较大，最容易使婴幼儿发生感染。②加强护理和体格锻炼是预防婴幼儿肺炎的关键。婴幼儿时期应注意营养，按时添加辅食，多晒太阳，防止营养性贫血和佝偻病的发生。要从小锻炼婴幼儿的体格，经常到户外活动，使其身体的耐寒能力和对环境温度变化的适应能力增强。体质虚弱或患有贫血和佝偻病的婴幼儿相对来讲更容易发生肺炎，而且这些婴幼儿的治疗效果远不如体质好的婴幼儿。③体质虚弱、常患肺炎的婴幼儿，可接种肺炎疫苗。

三、做好个案观察

1. 明确观察目的

在开始观察之前，明确你的观察目的，是想了解儿童的行为、情绪、社交能力，还是其他方面。明确目的有助于你更有针对性地进行观察。

2. 选择合适的观察方法

观察方法有很多种，如自然观察、结构化观察和非结构化观察等。根据观察目的和特殊体质儿童的实际情况，选择合适的观察方法。

3. 制订观察计划

在开始观察之前，制订一个详细的观察计划，包括观察的时间、地点、对象、内容、方法等。这有助于你更有条理地进行观察。

4. 保持客观、中立的态度

在观察过程中，保持客观、中立的态度非常重要。不要受到个人情感、偏见或先入为主的影响。尽量以事实为依据，记录你所看到的一切。

5. 详细记录

在观察过程中，详细记录你所看到的一切，包括儿童的行为、情绪、社交能力等。可以使用文字、照片、视频等多种方式记录。这将有助于你更好地分析儿童的实际情况。

6. 分析观察结果

在观察结束后，对所记录的内容进行分析，找出儿童的行为特点、情绪变化、社交能力等方面的规律和特点。这将有助于你更好地了解儿童的特殊体质情况。

7. 与专业人士合作

如果对特殊体质儿童的情况不太了解，可以与专业人士合作。例如，与儿童心理学家、儿童行为专家等合作，共同进行个案观察和分析。这将有助于你更全面地了解儿童的特殊体质情况。

对于特殊体质儿童的个案观察需要耐心、细心和客观，通过详细记录和分析观察结果，你将能够更好地了解儿童的特殊体质情况，并为他们提供更合适的支持和帮助。

拓展阅读 ···

特殊体质幼儿的个案管理

情景案例导入

一、背景介绍

某托育园有一名特殊体质的幼儿，该幼儿患有先天性心脏病，需要特殊的饮食和护理。为了确保该幼儿的健康和安全，托育园需要对该幼儿进行个案管理，制订针对性的护理计划和管理措施。

二、问题分析

1. 特殊体质幼儿的护理需求

该幼儿患有先天性心脏病，需要特殊的饮食和护理。幼儿园需要了解该幼儿的病情和护理需求，制订针对性的护理计划。

2. 家长沟通和合作

家长对该幼儿的病情和护理需求有充分的了解和配合，是确保该幼儿健康和安全的关键。托育园需要与家长保持密切沟通和合作，共同护理该幼儿。

3. 护理人员的培训和管理

护理人员需要具备专业的知识和技能，能够应对幼儿的特殊需求。托育园需要对护理人员进行培训和管理，确保他们能够提供优质的护理服务。

三、解决方案

1. 制订针对性的护理计划

根据该幼儿的病情和护理需求，制订针对性的护理计划，包括饮食调整、日常护理、运动锻炼等方面的计划，确保该幼儿得到全面的照顾。

2. 加强与家长的沟通和合作

与家长保持密切的沟通和合作，及时了解该幼儿的病情和护理需求。向家长提供专业的护理建议和指导，帮助家长更好地照顾该幼儿。

3. 培训和管理护理人员

对护理人员进行专业的培训和管理，提高他们的专业知识和技能，确保他们能够应对该幼儿的特殊需求，提供优质的护理服务。

4. 建立个案管理制度

建立个案管理制度，对特殊体质幼儿进行规范化和标准化的护理和管理，包括个案评估、护理计划制订、护理实施、效果评估等方面的管理制度，确保该幼儿得到全面、系统的管理和照顾。

四、总结与建议

通过以上问题分析和解决方案，我们可以为该托育园提供以下建议：首先，应制订针对性的护理计划，确保特殊体质幼儿得到全面的照顾。其次，加强与家长的沟通和合作，共同管理特殊体质幼儿。再次，对护理人员进行专业的培训和管理，提高他们的专业知识和技能。最后，建立个案管理制度，对特殊体质幼儿进行规范化和标准化的护理和管理。

相关知识

特殊体质幼儿管理方案

随着社会的发展，现代生活方式对人们的健康带来了很多挑战。有些幼儿由于自身存在特殊体质，对一些外界因素比如食物、气候等就更加敏感，容易引发不良反应。为了保障这些幼儿的健康与安全，我们需要制订特殊体质幼儿管理方案。

一、了解特殊体质幼儿的情况

在制订特殊体质幼儿管理方案前，我们需要了解特殊体质幼儿的情况。所谓特殊体质，就是指与大众的体质或行为习惯不同，或者对外界环境因素的适应能力较差的个体。这些个体可能在遇到特定物质或情况时，会出现疾病、过敏等不良反应。比较常见的特殊体质有如下几种：①过敏体质，如对某些食物、气息、花粉等过敏。②发育迟缓体质，如发育晚，生长速度慢。③营养不良，身体抵抗力差。④呼吸系统异常体质，如气喘、支气管炎、慢性肺病等。⑤消化系统异常体质，如消化不良、便秘、肠病等。⑥其他特殊体质，如孤独症、早产儿、特异性语言障碍、肌肉疾病等。

二、制订特殊体质幼儿饮食方案

1. 制订特殊体质幼儿饮食方案需要考虑以下因素

（1）特殊体质类型：不同的特殊体质类型对饮食有不同的要求。例如，过敏体质的幼儿需要避免食用过敏原，如牛奶、鸡蛋等；糖尿病幼儿的饮食需要控制血糖水平，避免高糖食物等。

（2）幼儿生长发育特点：幼儿处于生长发育阶段，需要保证营养均衡，摄入足够的蛋白质、脂肪、碳水化合物、维生素和矿物质等。

（3）饮食习惯和口味偏好：幼儿期是培养良好饮食习惯的关键时期，饮食方案需要考虑幼儿的口味偏好和饮食习惯，避免过于油腻、辛辣或刺激性强的食物。

（4）饮食环境：营造舒适、安静的进餐环境，避免在进餐时过度刺激幼儿，如避免边吃饭边看电视、边玩玩具等。

2. 基于以上因素，制订特殊体质幼儿饮食方案需要考虑以下几点

（1）营养均衡：保证摄入足够的蛋白质、脂肪、碳水化合物、维生素和矿物质等，避免偏食或挑食。

（2）控制饮食量：根据幼儿的年龄和身高体重情况，控制饮食量，避免过度喂养或营养不良。

（3）多样化饮食：提供不同种类的食物，包括蔬菜、水果、全谷类、蛋白质来源等，以增加幼儿的食欲和营养摄入。

（4）避免过敏原：对于过敏体质的幼儿，需要避免食用过敏原，如牛奶、鸡蛋等。

（5）控制糖分的摄入：对于糖尿病幼儿，需要控制血糖水平，避免高糖食物等。

（6）以软食为主：幼儿消化系统尚未发育完全，饮食以软食为主，避免过于坚硬或刺激性的食物。

（7）增加水果的摄入：水果富含维生素和纤维素，可以增加幼儿的食欲和消化能力。

总之，制订特殊体质幼儿饮食方案需要考虑多种因素，包括特殊体质类型、生长发育特点、饮食习惯和口味偏好、饮食环境等。在制订方案时，需要遵循营养均衡、控制饮食量、多样化饮食等原则，同时注意避免过敏原、控制糖分的摄入、以软食为主等特殊要求。

三、制订特殊体质幼儿作息管理方案

1. 制订特殊体质幼儿作息管理方案需要考虑以下因素

（1）特殊体质类型：不同的特殊体质类型对作息有不同的要求。例如，过敏体质的幼儿需要避免在过敏原活跃的时间段接触过敏原；糖尿病幼儿的作息需要规律，避免过度疲劳或过度兴奋等。

（2）幼儿生长发育特点：幼儿处于生长发育阶段，需要保证充足的睡眠和适当的运动，以促进生长发育。

（3）生活习惯和环境：考虑幼儿的生活习惯和环境，如家庭作息、托育园作息等，制订适合的作息管理方案。

2. 基于以上因素，制订特殊体质幼儿作息管理方案需要考虑以下几点

（1）保证充足的睡眠：幼儿每天需要足够的睡眠来促进生长发育。根据幼儿的年龄和生长发育情况，制订合理的睡眠时间表，确保充足的睡眠。

（2）规律作息：制订规律的作息时间表，包括起床、吃饭、运动、午睡、学习、游戏等时间，帮助幼儿养成良好的生活习惯。

（3）避免过度疲劳或过度兴奋：避免让幼儿过度疲劳或过度兴奋，如避免在睡前进行激烈运动或观看刺激性的电视节目等。

（4）增加户外活动时间：适当的户外活动可以帮助幼儿锻炼身体、增强体质，同时也有助于调节心情。在天气适宜的情况下，增加幼儿的户外活动时间。

（5）保持安静的环境：为幼儿创造一个安静、舒适的睡眠环境，避免噪音和干扰，以提高睡眠质量。

（6）及时调整作息时间：根据幼儿的生长发育情况和特殊体质状况，及时调整作息时间表，确保适应幼儿的生理需求。

总之，制订特殊体质幼儿作息管理方案需要考虑多种因素，包括特殊体质类型、生长发育特点、生活习惯和环境等。在制订方案时，需要遵循保证充足的睡眠、规律作息、避免过度疲劳或过度兴奋等原则，同时注意增加户外活动时间、保持安静的环境、及时调整作息时间等特殊要求。

四、制订特殊体质幼儿个性化管理方案

制订特殊体质幼儿的个性化管理方案需要充分考虑每个幼儿的特殊需求和情况，以下是一个基本的个性化管理方案制订步骤。

1. 了解幼儿的情况

首先，需要全面了解幼儿的特殊体质类型、健康状况、生长发育情况、家庭环境、生活习惯等。这可以通过与家长、医生、营养师等人的沟通来获取。其次，根据幼儿的情况，设定具体的个性化目标。例如，对于过敏体质的幼儿，目标可能是避免接触过敏原，保持身体健康；对于糖尿病幼儿，目标可能是控制血糖水平，保持稳定的身体状况。

2. 制订个性化饮食方案

根据幼儿的特殊体质和健康状况，制订个性化的饮食方案。这可能包括控制食物种类、调整食物分量、增加营养补充等。同时，需要与家长和营养师密切合作，确保饮食方案的执行。

3. 制订个性化运动方案

根据幼儿的生长发育情况和体能状况，制订个性化的运动方案。这可能包括选择适合的运动项目、控制运动的时间和强度、增加运动乐趣等。同时，需要与家长和体育老师密切合作，确保运动方案的执行。

4. 制订个性化作息方案

根据幼儿的特殊体质和健康状况，制订个性化的作息方案。这可能包括调整睡眠时间、增加午休时间、控制活动时间等。同时，需要与家长和托育师密切合作，确保作息方案的执行。

5. 定期评估和调整

定期对幼儿的健康状况进行评估，根据评估结果及时调整管理方案。这可能包括调整饮食方案、运动方案、作息方案等。同时，需要与家长和医生密切合作，确保调整后的管理方案的执行。

五、建立特殊体质幼儿健康档案

托育机构应建立特殊体质幼儿健康档案，并定期评估幼儿的身体状况。特殊体质幼儿需要更加密切地进行健康管理，及时发现问题，以便及时采取相应的措施。特殊体质幼儿管理方案可以为幼儿在身体上提供更好的保障，减少身体问题的发生，保持良好的身体状况。因此，大家要高度重视特殊体质幼儿的管理，并根据幼儿的个人状况和需求，制订科学、全面、个性化的特殊体质幼儿管理方案。

建立特殊体质幼儿健康档案是一个重要的步骤，它可以帮助托育园和家长更好地了解和照顾特殊体质幼儿。以下是建立特殊体质幼儿健康档案的基本步骤：

1. 收集基本信息

收集特殊体质幼儿的基本信息，包括姓名、性别、出生年月、家庭住址、家长姓名、联系电话等。

2. 记录健康状况

详细记录特殊体质幼儿的健康状况，包括发病史、发病诱因、发病周期、发病时的症状、预防措施、应对策略等。这有助于了解幼儿的健康状况，为后续的医疗和护理提供参考。

3. 收集诊断信息

收集特殊体质幼儿的诊断信息，包括就诊时的病历及诊断建议书复印件。这有助于了解幼儿的既往病史和诊疗手段，为后续的医疗和护理提供参考。

4. 记录家长信息

记录特殊体质幼儿家长的联系方式和相关信息，以便在需要时与家长取得联系。

5. 制作档案卡片

制作一张特殊体质幼儿的健康档案卡片，包括基本信息、健康状况、诊断信息等内容。这张卡片可以方便托育师和家长随时查阅和了解幼儿的健康状况。

6. 定期更新档案

定期更新特殊体质幼儿的健康档案，包括新增的健康信息和诊疗记录。这有助于及时了解幼儿的健康状况，为后续的医疗和护理提供参考。

7. 保密处理

对于涉及幼儿隐私的信息，需要进行保密处理，确保幼儿的信息不被泄露。

总之，建立特殊体质幼儿健康档案是一个重要的步骤，它可以帮助托育师和家长更好地了解和照顾特殊体质幼儿。在建立档案时，需要收集基本信息、记录健康状况、收集诊断信息、记录家长信息、制作档案卡片、定期更新档案并保密处理涉及隐私的信息。

思考题

一、单选题

1. 对于食物过敏患儿，最佳的治疗方法是（　　）。

　　A. 多喝热水　　　　　　　　　　B. 禁食致敏食物

　　C. 早期建立耐受　　　　　　　　D. 可以逐步适应过敏食物

2. 冷藏的温度一般控制在（　　）。

　　A. -4～0℃　　　B. 0℃～4℃　　　　C. 4～10℃　　　　　　D. 0～10℃

3. 需要建立特殊儿童管理档案的对象是（　　）。

　　A. 血红蛋白为 13g/L 的儿童　　　B. 过敏的儿童

　　C. 2 岁仍不能主动控制排尿的儿童　D. 动作发育迟缓的儿童

4. 婴儿乳糖不耐受可选择的配方奶粉是（　　）。

　　A. 早产儿配方奶粉

　　B. 无乳糖配方或低乳糖配方奶粉

　　C. 乳蛋白深度水解配方或氨基酸配方奶粉

　　D. 乳蛋白部分水解配方奶粉

二、简答题

1. 婴幼儿食物储存时常见的问题有哪些？

2.选购食物的注意事项有哪些?

3.婴幼儿常见的食物储存方法有哪些?

参考答案

一、单选题

1.B　2.A　3.B　4.B

二、简答题

1.婴幼儿食物储存时常见的问题如下:

(1)封口不严。

(2)储存时未换原包装。

(3)大块食物未拆分储存。

(4)储存在冰箱内的食物种类不当。

(5)食物放入冰箱时温度过高。

(6)仅凭感官性状的变化判断食物是否变质。

(7)果蔬的催熟使用。

(8)一次采购过多蔬菜。

2.选购食物的注意事项如下:

(1)注意购买数量和购买质量。新鲜的绿叶蔬菜含水量高,易受细菌污染,发生腐烂变质,因此一次性购买数量不宜过多,现吃现买即可。

(2)注意食品保质期,建议不要贪图便宜而购买快过期的食品给婴幼儿食用,否则易产生安全隐患。

(3)走出食品标签认知误区。

3.婴幼儿食物的储存主要有如下6种常用方法。

(1)低温储藏法:分为冷藏、冷冻两种。

(2)高温储藏法:包括高温灭菌和巴氏灭菌两种。

(3)密封储藏法。

(4)气调储藏法。

(5)通风储藏法。

(6)活氧储藏法。

- 第七章 食品安全管理
  - 一、食品加工卫生与安全
    - 🔴（一）食品的选择★★★
      - 1.了解食品安全等级
      - 2.读懂食品标签
      - 3.选购注意事项
    - 🔴（二）食品的储存
      - 1.婴幼儿食品的储藏要求
      - 2.常见的食物储存方法★★★
        - ①低温储藏法
        - ②高温储藏法
        - ③密封储藏法
        - ④气调储藏法
        - ⑤通风储藏法
        - ⑥活氧储藏法
      - 3.食物储存的常见问题★★★
      - 4.科学合理储存★★★
    - 🔴（三）食物的烹调★★★
      - 1.烹饪方法对营养素的影响
      - 2.减少烹饪过程中营养素的破坏与损失的措施
      - 3.合理烹饪婴幼儿食物的方法和措施
    - 🔴（四）食品的留样
      - 1.概念
      - 2.食品留样管理★★★
      - 3.托育机构的食品留样管理★★
    - 拓展阅读 — 婴幼儿食品的安全管理制度
    - 实训三 婴幼儿家庭膳食指导
      - （一）家访前的准备工作
      - （二）家访工作中
      - （三）家访结束后
  - 二、特殊体质儿童的膳食管理
    - 🔴（一）特殊体质儿童
      - 1.特殊体质★★★
        - ①食物过敏
        - ②乳糖不耐受
        - ③疾病恢复期
      - 2.特殊体质儿童膳食管理注意要点
    - 🔴（二）制订科学特殊膳食
      - 1.食物过敏婴幼儿的识别和膳食管理★★★
        - ①主要表现
        - ②鉴别诊断
        - ③膳食管理
        - ④积极预防
      - 2.乳糖不耐受婴幼儿的识别和膳食管理★★★
        - ①主要表现
        - ②鉴别诊断
        - ③膳食管理
      - 3.疾病恢复期婴幼儿的膳食管理★★★
        - ①感冒
        - ②消化不良、胀气
        - ③肺炎
    - （三）做好个案观察
    - 拓展阅读 — 特殊体质幼儿的个案管理★★★

第八章　中医四时饮食之智慧

【学习目标】

知识目标：

1. 掌握《黄帝内经》中关于四季养生的理论；掌握婴幼儿不同成长阶段的饮食需求。

2. 熟悉婴幼儿饮食调养的基本原则。

3. 了解春季、夏季、秋季、冬季的气候特点，以及这些特点对人体的影响。

能力目标：

1. 能够根据季节变化，调整个人或家庭成员的饮食习惯，以促进健康。

2. 能够为不同年龄段的婴幼儿制定合理的饮食计划，确保其获得全面的营养。

3. 具备分析婴幼儿饮食不当导致的健康问题的能力，并能提出相应的调养建议。

素质目标：

增强健康生活的意识，树立科学的育儿观念，理解婴幼儿饮食调养的重要性，培养耐心与细心，注重婴幼儿的饮食健康。

案例导入

　　小悦，一个 6 个月大的女婴，近来她的父母发现她出现了消化不良的情况，包括轻微腹泻和胀气、体重增长缓慢，担心她的生长发育受到影响，决定寻求专业的饮食调养指导。

　　在春季，小悦开始了她的饮食调养之旅。首先，营养师建议引入富含维生素和易于消化的食物，如细腻的蔬菜泥和果泥，以适应春季温和而多变的气候。考虑到小悦的消化系统尚不成熟，避免了生冷和油腻的食物，选择了温热的南瓜泥和胡萝卜泥，既有助于消化，又能提供丰富的营养。同时，营养师强调，春季饮食不宜过酸，以免影响脾胃的功能，因此避免了未成熟或酸涩的水果。在营养补充方面，小悦的饮食中逐渐加入了富含铁的瘦肉泥和绿叶蔬菜泥，以支持她的生长发育。维生素 A 和维生素 C 的补充也得到了重视，通过胡萝卜和橙子等食物，以增强小悦的免疫力，为她提供抵御疾病的"铠甲"。在喂养习惯上，家长被鼓励让小悦尝试自主进食，通过简单的手指食物锻炼她的手眼协调能力和咀嚼能力。定时定量的喂养方式被强调，帮助小悦建立健康的饮食习惯，避免过量喂食。

　　思考题：

　　1. 小悦为什么在春季调养中需要避免酸涩收敛的食物？

　　2. 如何通过饮食调养帮助小悦建立健康的喂养习惯？

一、概述

元代忽思慧《饮膳正要》云："春气温，宜食麦以凉之；夏气热，宜食菽以寒之；秋气燥，宜食麻以润其燥；冬气寒，宜食黍以热性治其寒。"中医学认为，一年四季气候有温热寒凉的变化，会对人体产生一定的影响，如果能顺应自然界四季气候、时令节气的变化规律，调节饮食食材的品种和数量，就能维持健康、延年益寿。否则，人体生理节律就会受到干扰，抗病能力和适应能力就会降低，即使不会因感受外邪而致病，也会导致脏腑功能失调而发病。

（一）四季养生

四季更迭，周而复始，生生不息，此乃自然界之基本法则，表现为阴阳之交替。我国深厚的传统文化秉持"天人合一"之理念，视大自然与人体为一个和谐统一的整体，二者之间存在着紧密而微妙的联系。当天地间的气候发生变化时，人体内部的生物钟及阴阳平衡亦会做出相应调整，以维持与自然的和谐同步。人类作为大自然之子，顺应并遵从自然规律，不仅是中国人的生存智慧，更是预防疾病、调养身心、治未病的重要法则。因此，顺应节气变化，遵循自然规律进行养生，是一种既简单又高效，且充满智慧的养生之道。

《黄帝内经》中讲了四季养生的法则——春生、夏长、秋收、冬藏。四季的每个季节包括 6 个节气，共为二十四节气。每个节气又有不同的气候特征，人们如能据此调整不同的起居及饮食保养方法，就能让身体阴阳调和、健康平安。

1. 春季养生

春季，是指我国农历的立春到立夏这一段时间，即农历一月、二月、三月，包括了立春、雨水、惊蛰、春分、清明、谷雨 6 个节气。这个时候正是冬夏交替过渡的季节，冷暖气流互相交织，时寒时暖，乍阴乍晴，天气变化无常。《素问·四气调神大论》曰："春三月，此谓发陈，天地俱生，万物以荣，夜卧早起，广步于庭，被发缓形，以使志生，生而勿杀，予而勿夺，赏而勿罚，此春气之应，养生之道也。逆之则伤肝，夏为寒变，奉长者少。"春季养生应注意：起居有常，以应生发之气；防寒保暖，以绝风邪之患；调情怡性，以畅升降之机；少酸多甘，以养脾胃之气。

2. 夏季养生

夏季指从立夏之日起到立秋之日为止，包括立夏、小满、芒种、夏至、小暑、大暑 6 个节气。《素问·四气调神大论》云："夏三月，此谓蕃秀，天地气交，万物华实，夜卧早起，无厌于日，使志无怒，使华英成秀，使气得泄，若所爱在外，此夏气之应，养长之道也。逆之则伤心，秋为痎疟，奉收者少，冬至重病。"因此夏季养生应注意：清解暑热，养心，养阳，护脾胃；调摄情志，起居有常，饮食有节，逢合五味。

3. 秋季养生

秋季指农历的七、八、九月，包括立秋、处暑、白露、秋分、寒露、霜降 6 个节气。秋季是天气由热转凉，再由凉转寒的过渡性季节。从文字角度来看，"秋"字由禾与火组成，是禾谷成熟之意。《素问·四气调神大论》云："秋三月，此谓容平，天气以急，地气以明，早卧早起，与鸡俱兴，使志安宁，以缓秋刑，收敛神气，使秋气平，无外其志，使肺气清，此秋气之应，养收之道也。逆之则伤肺，冬为飧泄，奉藏者少。"秋季养生应按照"养收"原则全面调理以求养阴、防燥、润养五脏之功效。初秋注意防暑降温，补充水分；中秋应养阴防燥，润肺益胃；晚秋应注意防寒保暖。

4. 冬季养生

《素问·四气调神大论》云："冬三月，此谓闭藏，水冰地坼，无扰乎阳，早卧晚起，必待日光，使志若伏匿，若有私意，若已有得，去寒就温，无泄皮肤，使气亟夺，此冬气之应，养藏之道也。逆之则伤肾，春为痿厥，奉生者少。"冬季养生要顺应冬三月闭藏之规律，以敛阴护阳为根本，谨遵"养藏之道"。因此冬季应注意早睡晚起，潜阳蓄阴；避寒就温，温补肾阳；冬季养神，平静为宜；防寒保暖，固护正气。

（二）饮食养生

在不同的季节，人体的新陈代谢和营养需求都会有所变化，因此我们需要根据季节的变化来调整我们的饮食习惯，以维持身体的平衡和健康。

因时施养指根据时令节气的特点及其与人体脏腑、阴阳、气血的密切关系而选用适宜的食养方法。人生活在自然界中，与万事万物息息相关，自然界四时气候的变化对人体的生理、病理均有一定的影响。因此，在进行饮食的过程中必须因时制宜，以最大限度地减少时令节气变化对机体的影响。如《素问·六元正纪大论》曰："用寒远寒，用凉远凉，用温远温，用热远热，食宜同法。有假者反常，反是者病，所谓时也。"不同时令的饮食调养应遵循《黄帝内经》中"春夏养阳，秋冬养阴"的原则。春夏季节阳气在外，易动而发泄受损，可食用温补阳气之物，如韭菜、桂圆、生姜、山药，少吃寒凉之物；而秋冬两季，气候逐渐变凉，是人体阳气收敛，阴精潜藏于内之时，故宜食用百合、萝卜、甘蔗、荸荠等养阴生津之品，以保养阴精。

二、因时施膳

（一）春季膳食

《备急千金要方》说"春不食肝"。《摄生消息论》云："当春之时，食味减酸益甘，以养脾气……饮酒不可过多。人家自造米面团饼，多伤脾胃，最难消化……"

1. 春季食物的宜忌

（1）宜：春季是万物复苏的季节，人体的阳气开始升发，新陈代谢逐渐加快。此时饮食宜选辛、甘、温之品，宜清淡可口。初春阳气升发，辛甘之品可以助春阳，温食利于护阳，如葱、荽、韭、枣、花生等皆宜，但不宜食大热、大辛之食，如人参、鹿茸、附子等。性温味甘的食物首选谷类（如糯米、黑米、高粱、粟米、燕麦）、蔬果类（如刀豆、南瓜、扁豆、红枣、桂圆、核桃、栗子等）、肉鱼类（如牛肉、猪肚、鲫鱼、花鲤、鲈鱼、草鱼、黄鳝等）。人体从这些食物中吸取丰富的营养素，可使养肝与健脾相得益彰。此外，春季提倡多食含维生素 B 族较多的食物和新鲜蔬菜，如全谷类、胡萝卜、菜花、圆白菜、柿子椒等，寒凉油腻之品易损脾阳，应少食。

（2）忌：春季饮食以平补为原则，重在养肝补脾。春季以肝当令，肝的生理特性就像春天树木那样生发。因酸味入肝，为肝的本味，若春季已亢奋的肝再摄入过量的酸味，则会造成肝气过旺，而肝克伐脾就势必伤及脾脏。脾又与胃密切相关，故脾弱则妨碍脾胃对食物的消化和吸收。故春季不宜过食酸涩收敛之品；春季饮食忌生冷，以平补为主，忌大辛大热的滋补品；忌食"发物"，如虾、蟹等食物，否则旧病极易复发；慎食辛辣油腻及刺激性食物，包括羊肉、狗肉、肥肉、茴香、洋葱、花椒及炒花生、炒瓜子、海鱼、虾及辛辣之物等；不宜吃易致过敏的水果，如芒果、菠萝等（春天是高致敏期，水果也是过敏原之一，过敏者嘴角会出现发红、脱皮、瘙痒等症，俗称"水果疹"）。

2. 推荐食材

（1）粮食类：粳米、芝麻、花生、赤小豆、糯米、豆豉、蜂蜜、饴糖等。

（2）肉蛋水产类：鹅肉、鹌鹑、蚌肉、螺蛳、鸡蛋、鲫鱼等。

（3）蔬菜类：香椿、韭菜、香菜、莴笋、山药等。

（4）果品类：苹果、桑葚、橘、荸荠、梨、樱桃、大枣等。

（二）夏季膳食

夏三月，气候炎热，是人体新陈代谢最为旺盛的季节。在夏季，重视饮食养生，护脾养胃，对顺应自然，提高身体素质，防病保健具有重要意义。

1. 夏季食物的宜忌

（1）宜：夏季是阳气最旺盛的季节，人体的新陈代谢也最为旺盛。此时，我们应该多吃一些清淡、爽口的食物，如西瓜、黄瓜、冬瓜等，以消暑解渴、清热解毒。同时，夏季也是养心的好时机，可以适当食用一些具有养心作用的药膳，如莲子、百合、绿豆等，以养心安神、清热解毒。

（2）忌：夏季忌过食辛辣香燥、伤津耗液之品，以免损伤阳气和津液，如麻辣火锅等。忌吃温热助火的食物，如煎炸之品等难以消化的食物。忌过食冷饮、凉食，否则会冲淡胃液，刺激胃黏膜，还会引起局部血管收缩，导致消化道缺血、缺氧，发生胃肠功能紊乱。天气炎热耗气伤津，人体的阳气容易外泄，此时应注意保护人体的阳气。适当的冷饮能消暑解渴，帮助消化，促进食欲，但需节制，因夏月伏阴在内，贪多定会寒伤脾胃，阴寒内积，令人吐泻。不宜一次饮水过多，以免胃部出现不适。太渴时一次性喝水过量还可能会引起水代谢失衡，人体出现头昏眼花、虚弱无力、心跳加快等症状。不宜吃可能变质的食物，夏天病原微生物繁殖活跃，富含蛋白质、脂肪的食物极易腐败，若怀疑发生变质，则应不吃。

2. 推荐食材

（1）粮食类：小麦、绿豆、小米、大麦、黄豆等。

（2）肉蛋水产类：鲤鱼、银鱼、猪肝、海蜇、猪肉等。

（3）蔬菜类：菠菜、苦瓜、芹菜、南瓜、土豆、扁豆、黄瓜、西红柿等。

（三）秋季膳食

秋季阴阳的变化是阳降而未衰，阴长而未壮，当着眼于养阴；秋令之气肃杀收敛，万物结实成熟，当注重养收；秋季雨水减少，燥气流行，当关注润燥；肺应秋气，其味辛，其色白，宜以辛味色白的食物综合搭配调理肺脏气机。

1. 秋季食物的宜忌

（1）宜：秋季是收获的季节，人体的阳气逐渐收敛，新陈代谢逐渐减缓。此时，应该多吃一些滋润、养肺的食物，如梨、柿子、百合等，以润肺止咳、滋阴润燥。同时，秋季也是肺部的养护季节，可以适当食用一些具有养肺作用的药膳，如杏仁、白果、蜂蜜等，以滋润肺部，增强免疫力。

（2）忌：秋季忌过食辣椒、生姜、大葱等刺激、燥热类的食物，少吃煎炸、烧烤等热性食物，如羊肉、狗肉等。忌吃性寒凉、破气伤正的食物。不宜过食的水果：葡萄味酸，脾胃虚弱者多食可致泄泻；橘子多吃会引起腹痛、腹泻；李子多食伤脾胃；梨性寒，产妇、寒嗽及脾虚泻者应少食或不食；空腹吃柿子易引起腹痛、恶心、呕吐。秋季也不宜多吃生冷食物，因为秋季天气由热转凉，过食生冷会造成肠胃消化不良。

2. 推荐食材

（1）粮食类：粳米、红薯等。

（2）肉蛋水产类：鱿鱼、虾仁、鸭肉、兔肉、甲鱼等。

（3）蔬菜类：冬瓜、藕、百合、萝卜、菜花、豆角等。

（4）果品类：梨、枣、苹果等。

（四）冬季膳食

冬季草木凋零，冰冻虫伏，万物闭藏，寒气袭人，阴气主令，阳气潜藏，整个季节以内敛内藏为特征，故饮食调养也当养"藏"。冬季是一年中最好的进补季节，应选用滋阴潜阳、热量较高的膳食。

1. 冬季食物的宜忌

（1）宜：冬季是寒冷的季节，人体的阳气逐渐收敛，新陈代谢减缓。此时应该多吃一些温热、滋补的食物，如羊肉、鸡肉、红枣等，以温补身体，增强体力。同时，人体肾应冬时之气，故冬季也是肾脏的养护季节。就五行相应而言，肾其味咸，其色黑，所以可用黑色、咸味的食物养肾，如核桃、黑芝麻、枸杞子等。

（2）忌：①忌过度饮酒御寒：有些人认为饮酒后身体会发热而起到御寒的作用，可饮酒过度之后反而容易受寒感冒，且有伤神耗气、损心伤肝之弊。②不宜喝过热饮料：冬季饮用过热饮料，会造成消化道黏膜损伤，蛋白质在43℃的热饮下会开始变性，胃肠道黏液在60℃时会产生不可逆的降解。③不宜多吃辣：冬季吃辣可抗寒，但吃多容易耗伤气阴，降低免疫力，出现喉干痛、两眼红赤、鼻腔烘热、口干舌痛以及烂嘴角、流鼻血、牙痛等"上火"症状。④不宜食生冷、油腻之物：生冷、油腻之物会妨碍脾胃的消化功能，影响营养物质的吸收。

2. 推荐食材

（1）粮食类：糯米、高粱、粟米、黑豆等。

（2）肉蛋水产类：羊肉、羊肾、公鸡、牛肚、对虾、海参等。

（3）蔬菜类：芥菜、萝卜、白菜、洋葱、胡萝卜、土豆、生姜等。

3

（4）果品类：桂圆、橙子、柚子等。

三、婴幼儿饮食养生

对婴幼儿进行合理喂养是保证其良好营养和健康成长的根本途径。应根据婴幼儿的生理特点，特别是脏腑娇嫩、形气未充的特点，结合婴幼儿的年龄阶段，进行合理的饮食调养。除乳儿期应以母乳喂养为主，辅以辅食外，在饮食养生上，总以补益、优质、足量、有节为总体原则。根据婴幼儿脾常不足、肾常虚及肺常不足的生理特点，重在补气健脾和补肾益精，而肺常不足往往需要通过益气健脾以实现培土生金。此外，还要兼顾饮食卫生，防治肠道寄生虫病。

（一）营养合理

在婴儿期，应以乳类为主，随后逐步过渡到包含奶、蛋、鱼、禽、肉以及蔬菜、水果的混合膳食，最终，应形成以谷类为主的平衡膳食。对于幼儿的饮食，优质蛋白质、脂肪和碳水化合物的比例需合理配置，并应搭配丰富的维生素和适量的矿物质，以确保其健康成长的营养需求得到满足。鉴于婴幼儿时期生长发育迅速，对食物质量，特别是蛋白质的需求较高，因此建议选择富含血肉的食材，以增强其补益效果。然而需要注意的是，某些成人补品，如阿胶、蜂王浆等，可能会促进生殖系统发育，过早或过量服用可能导致儿童性早熟。因此，在选择食材时，应确保种类丰富、易于消化，并避免选择过于热性或燥性的食材。

（二）饮食有节

"若要小儿安，三分饥与寒。""乳贵有时，食贵有节。"由于婴幼儿机体柔弱，脏腑娇嫩，脾胃不足，饮食过量则增加脾胃负担，脾胃运化失司，容易变生他症。此外，小儿饥饱不能自主，寒热不知自调，在饮食上尤其要有节制，每餐不宜过饱。应少食多餐，每日进餐次数可增至5～6次，保证热量供应，兼顾小儿脾常不足的生理特点。

（三）不宜生冷

婴幼儿脾胃尚未健全，较为脆弱。若摄入生冷或寒凉性质的食物，可能会对其脾胃造成不良影响，损伤脾气，伤害脾阳，从而诱发腹痛、腹泻、消化不良等脾胃系统疾病。特别是在夏秋之交，肠胃疾病频发，更应严格避免让婴幼儿摄入生冷或寒凉性质的食物，以维护其脾胃正常功能。

（四）烹调合理

由于婴幼儿在生理结构上脾胃较为虚弱，其咀嚼与消化功能尚未发育完全，故在烹饪过程中应确保食物细腻、软烂且温度适中。在食材的处理上，应切割成小块或研磨成泥状，以方便婴幼儿摄取。对于含有骨刺的肉类食材以及带核的蔬果类食材，需提前剔除相关部分，确保食用安全。在烹饪方法上，应减少煎炸等高脂食品的制作，并避免提供过于油腻或坚硬的食物。在调味方面，应五味平衡，倡导清淡健康的饮食习惯。

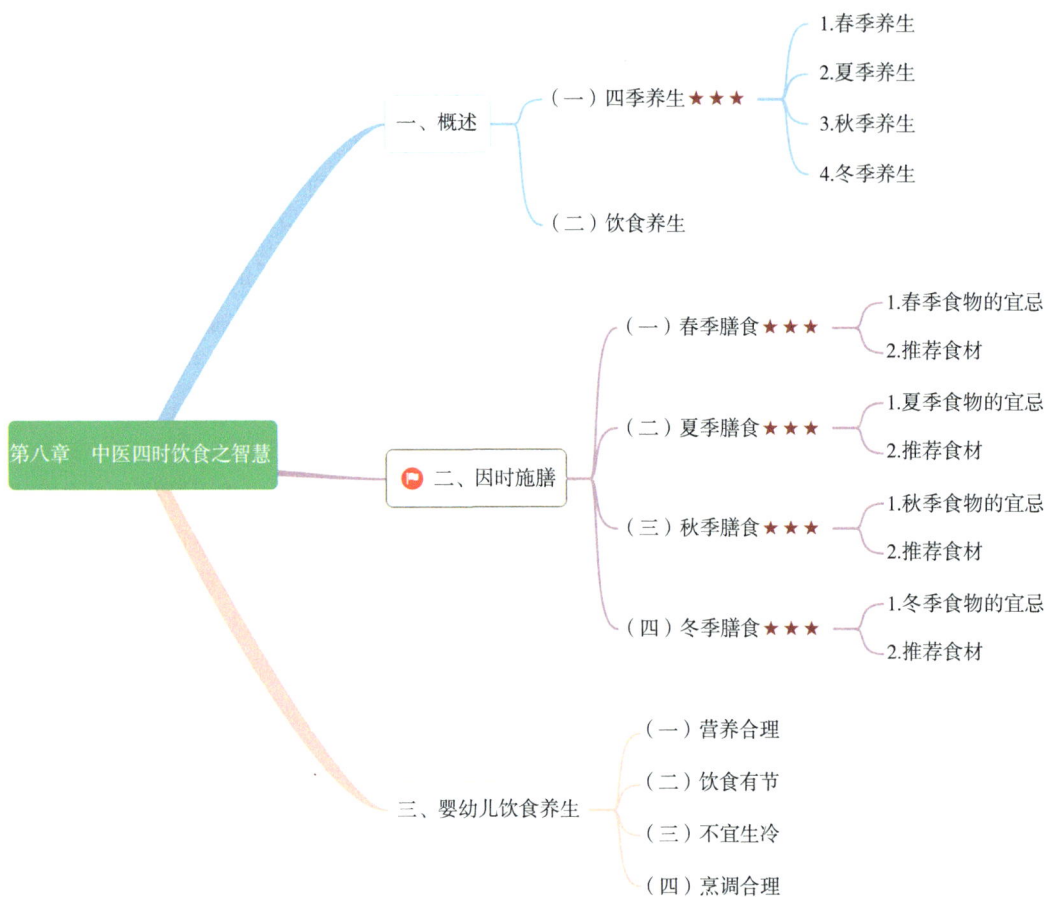

第八章　中医四时饮食之智慧

一、概述
（一）四季养生 ★★★
1.春季养生
2.夏季养生
3.秋季养生
4.冬季养生
（二）饮食养生

二、因时施膳
（一）春季膳食 ★★★
1.春季食物的宜忌
2.推荐食材
（二）夏季膳食 ★★★
1.夏季食物的宜忌
2.推荐食材
（三）秋季膳食 ★★★
1.秋季食物的宜忌
2.推荐食材
（四）冬季膳食 ★★★
1.冬季食物的宜忌
2.推荐食材

三、婴幼儿饮食养生
（一）营养合理
（二）饮食有节
（三）不宜生冷
（四）烹调合理

主要参考文献

［1］《中国人群身体活动指南》编写委员会.中国人群身体活动指南2021［M］.北京：人民卫生出版社，2021.

［2］陈君辉，蔡建华.科学育儿指导［M］.北京：北京出版社，2015.

［3］崔炎，仰曙芬.儿科护理学［M］.北京：人民卫生出版社，2019.

［4］葛可佑.中国营养师培训教材［M］.北京：人民卫生出版社，2019.

［5］国家卫生健康委人口家庭司.婴幼儿照护服务文件汇编（2021版）［M］.北京：中国人口出版社，2021.

［6］黄建，张霆，杨洁.0～3岁婴幼儿营养与喂养［M］.上海：华东师范大学出版社，2022.

［7］霍军生.营养筛查诊断与评估［M］.北京：人民卫生出版社，2020.

［8］康松玲，贺永琴.婴幼儿营养与喂养［M］.上海：上海科技教育出版社，2017.

［9］韩松妍，周岩.我国代表性婴幼儿膳食调查数据首次发布［N］.中国食品报，2023-02-08（003）.

［10］李海芸，江琳.幼儿营养与幼儿园膳食管理［M］.北京：北京师范大学出版社，2015.

［11］籍孝诚，李宁.婴幼儿营养与辅食添加［M］.北京：中国人口出版社，2016.

［12］林杰，唐晓武.营养与膳食［M］.北京：人民卫生出版社，2020.

［13］林杰.营养与膳食［M］.北京：人民卫生出版社，2018.

［14］焦广宇，蒋卓勤.临床营养学［M］.北京：人民卫生出版社，2017.

［15］焦亚光，朱琳.婴幼儿膳食营养管理与平衡研究——评《婴幼儿营养与膳食管理》［J］.食品安全质量检测学报，2023，14（23）：305.

［16］张春莹，潘晓平，黄爱群.喂养方式对婴幼儿生长速率影响的研究进展［J］.中国妇幼卫生杂志，2023，14（5）：71-75.

［17］Casale D，Desmond C. Recovery from stunting and cognitive outcomes in young children: evidence from the South African Birth to Twenty Cohort Study［J］. J Dev Orig Health Dis，2016，7（2）：163-171.

［18］Finkelstein EA，Graham WC，Malhotra R. Lifetime direct medical costs of childhood obesity［J］.Pediatrics，2014，133（5）：854-862.

［19］李春雨，沙怡梅，赵耀，等.婴幼儿膳食营养调查图谱的制定［J］.中国全科医学，2010，13（10）：1076-1078.

［20］姚师洵.健康中国战略下：加强食品安全管理夯实婴幼儿健康根基——评《基础营养与食品安全（第2版）》[J].食品安全质量检测学报，2023，14（14）：320.

［21］张彩凤.我国托育机构教育质量评价体系研究[J].科教文汇，2022（16）：4-7.

［22］倪陶.托育机构生活活动保育质量评价指标体系的构建研究[D].重庆：西南大学，2021.

［23］侯润馨.托幼机构儿童膳食营养情况调查[J].现代预防医学，2008，35（23）：4595-4596.

［24］仪洛佟.兰州市城关区托幼机构膳食管理研究[D].兰州：兰州大学，2014.

［25］方泓.中医饮食养生学[M].北京：中国中医药出版社，2020.

［26］王建明，壹图.四季养生之夏季篇[J].中老年保健，2019（5）：16-21.

［27］王建明.四季养生之秋季篇[J].中老年保健，2019（8）：16-20.

［28］琚萌萌，林小仙，王东亮.春季节气饮食[J].中国食品，2024（4）：158-160.